I0830800

Gianluca Tognon

20 chili in meno

Dimagrire facilmente, senza bufale

20 chili in meno! Dimagrire facilmente, senza bufale.
Prima edizione 2020.
ISBN 9798568846024

INDICE

PREFAZIONE

Hai sempre sognato di dimagrire in modo facile e veloce? Hai provato mille diete o metodi miracolosi per perdere i famosi "7 chili in 7 giorni"? Dove inizia la verità e finiscono le bufale?

Sono Gianluca Tognon, in questo libro farò chiarezza su come perdere peso in modo naturale ed equilibrato, cambiando la tua alimentazione e permettendoti di migliorare notevolmente la tua salute e il tuo umore.

Non prometto miracoli, la bacchetta magica non esiste, ma tutto quello che leggerai è basato su dati certi e prove scientifiche, oltre che sulla mia esperienza con oltre 1.000 pazienti in 15 anni.

Non troverai una ricetta speciale, una bevanda miracolosa o un mantra da ripetere ossessivamente per dimagrire, ma i migliori consigli che hanno già aiutato centinaia di persone.

Con impegno e passione otterrai anche tu ottimi risultati, arrivando a perdere anche 20 Kg!

Gianluca Tognon
www.gianlucatognon.it

INTRODUZIONE

È una mattina come tante, a Göteborg dove ormai vivo da oltre 10 anni. Guardo fuori dalla finestra del mio ufficio all'università: il cielo è grigio come al solito, non ha ancora iniziato a nevicare. Quest'anno il clima è strano. Squilla il telefono, una chiamata dalla Svizzera. La responsabile delle risorse umane di una grossa multinazionale alimentare mi conferma che, dopo 10 colloqui, un viaggio a Losanna per fare una presentazione del mio lavoro e delle mie idee in ambito nutrizionale e diversi test attitudinali, il posto di epidemiologo nutrizionale è mio. Vogliono lavorare con me, li ho conquistati. E mi offrono 6.000 franchi al mese, a me, dopo aver selezionato decine di curriculum arrivati da mezzo mondo. Stento a crederci, ma ce l'ho fatta. Dopo 15 anni di gavetta a fare il ricercatore, prima in Italia e poi in Svezia, finalmente mi viene offerto un posto di lavoro come si deve. Ma ad una condizione: lavorare esclusivamente per loro, scrivere solamente per loro. Niente più blog sulla nutrizione, niente più video sul mangiar sano su YouTube, basta clienti del mio servizio di coaching nutrizionale. Queste sono le regole della grossa industria. Panico, un paio di notti insonni e tante chiacchierate con gli amici. E alla fine la decisione: grazie, ma rifiuto la vostra offerta. La divulgazione scientifica, il lavoro con le persone che da diversi anni si affidano a me (o mi affidano i loro figli) per migliorare la loro alimentazione e sentirsi meglio, vale più di qualunque lavoro in qualunque multinazionale. E così, eccomi a scrivere questo libro.

Vorrei presentarmi: mi chiamo Gianluca Tognon, lavoro da parecchio tempo in ambito nutrizionale e ho pubblicato diversi libri e studi scientifici. In particolare, negli ultimi 10 anni ho aiutato più di 1.000 persone a ritrovare il proprio peso forma e a migliorare la propria salute attraverso un approccio corretto all'alimentazione.

Nel corso degli anni ho messo a punto diverse strategie per aiutare centinaia di persone che appunto come te avevano necessità di perdere peso.

Io non credo nelle diete alla moda. Piuttosto, credo nell'importanza di un'alimentazione sana che possa garantire a tutti il peso ideale e una salute di ferro.

Il mio modello alimentare di riferimento é, come potrebbe essere altrimenti, la dieta mediterranea. Modello al quale sono particolarmente affezionato perché "gli effetti della dieta mediterranea sulla salute" è stato il mio progetto di ricerca presso l'università di Göteborg in Svezia per diversi anni, oltre che il tema della mia tesi di dottorato alla Westminster University di Londra. Questo progetto, soprattutto per la sua peculiarità (studiare una dieta del sud Europa in Scandinavia), mi ha valso diverse pubblicazioni scientifiche, un invito a parlare alla Harvard University di Boston, un altro invito a parlare alla Barilla in Italia e diverse citazioni sulla stampa internazionale, tra cui il

Washington Post, l'Huffington Post americano e il Telegraph per citarne alcuni.

Esiste una sostanziale mole di dati scientifici a supporto dell'idea che la dieta mediterranea abbia diversi effetti positivi sulla salute. I ricercatori si sono ormai convinti che quello che conta, dal punto di vista della prevenzione delle malattie a tavola, non è il singolo alimento, quanto la dieta in generale, l'intero stile alimentare. Nel complesso, gli effetti positivi sulla salute della dieta mediterranea, possono essere raggruppati in tre categorie: un effetto positivo sulla longevità, la riduzione dell'incidenza delle patologie cardiovascolari (come l'infarto) e una probabile riduzione del rischio di cancro.

Altri studi mostrano un effetto protettivo nei confronti dell'obesità, del diabete e della sindrome metabolica, così come una riduzione dell'incidenza di patologie come le malattie di Parkinson e di Alzheimer. Diverse sono le spiegazioni che possono essere date per questo effetto sulla salute. In generale, si pensa che la ricchezza in sostanze bioattive (circa 10.000, di cui 1.600 nella sola uva), oltre che l'abbondanza di grassi insaturi possa avere un ruolo importante, anche se non si escludono altre spiegazioni. La dieta mediterranea ha una caratteristica fondamentale: è facile da rispettare! Seguire questo tipo di alimentazione non comporta grosse rinunce. Essendo un tipo di dieta potenzialmente molto vario, permette di scegliere fra numerosi piatti molto gustosi. Esiste un vastissimo numero di ricette tipiche che fanno capo alla dieta mediterranea, diverse delle quali sono riportate più avanti in questo libro.

A questo punto ti starai chiedendo: ma la dieta mediterranea può aiutarmi a perdere 20 chili? Perdere peso (e mantenerlo) non è solo una questione di seguire la dieta giusta, ma soprattutto, di avere la giusta forma mentale.

I concetti base per mangiare

(e pensare) meglio

Perché non stai perdendo peso

"Ormai da tempo il Signor B. era mio paziente fisso. Era un omone che camminava a fatica. Un menisco stava cedendo sotto la sua mole, e i legamenti dell'altro erano ormai arrivati al limite. Il Signor B. si era rivolto a me per perdere peso e migliorare la sua salute. Ho studiato attentamente le sue analisi del sangue e ho suggerito quali esami tenere d'occhio. Con questi dati in mano ho creato un piano alimentare per lui, raccomandandomi di fare movimento. Gli avevo suggerito una dieta varia: molto pesce, frutta, verdura, poca carne rossa, senza escludere nessun alimento, ma riducendo semplicemente le dosi.

Ma dopo qualche mese il Signor B. era più sovrappeso che mai. Parlava a fatica e si muoveva male. I miei consigli non stavano funzionando? Il Signor B. giurava e spergiurava che lui seguiva scrupolosamente tutto ciò che gli avevo detto, cercando di fare anche delle camminate, ma evidentemente il suo problema era più complesso. Era forse la tiroide?
Stavo letteralmente perdendo il sonno su questo paziente. Ovviamente per me era uno smacco professionale dare dei consigli che invece di portare alla perdita del peso lo avevano fatto ingrassare!

"Dove avevo sbagliato?", mi chiedevo.

Però ormai era inutile pensarci ancora. Mi arresi al fatto che non potevo aiutarlo, ma quel caso mi rimase in testa.

Passò del tempo, e iniziai a dimenticarmi del Signor B. Ma lui non era l'unico della famiglia ad avere problemi di peso. Anche la sorella era sovrappeso, ma con lei i miei consigli funzionavano benissimo. Il mistero venne risolto diversi mesi dopo, quando la Signora B. si presentò nello studio per un controllo. Il mio programma aveva funzionato, e lei aveva perso peso.

"Signora, la cura dimagrante è stata un grandissimo successo. Ha fatto ottimi progressi. Mi dispiace che invece non abbia funzionato con suo fratello."
"Gianluca, non si senta in colpa, nessuno poteva aiutare mio fratello. Lui è il suo peggior nemico. Mentiva a tutti, a lei, a me, e a sé stesso. Diceva a tutti di essere a regime, ma in realtà aumentava le porzioni, faceva spuntini e ignorava tutti i consigli. Recentemente ha avuto problemi importanti di salute, e lo hanno ricoverato in ospedale. Adesso è sottoposto ad alimentazione controllata, e dimagrirà per forza."

Ecco spiegato il mistero del Signor B! E sono sicuro che non è l'unico a non rispettare i consigli del nutrizionista.

E tu? Da quanto tempo stai tentando di perdere peso senza mai riuscirci? Forse, come molte altre persone, hai attraversato diversi cicli di dieta fino ad arrivare alla conclusione che non puoi perdere peso. Non è così. Probabilmente è l'approccio che hai utilizzato che è sbagliato.

Molte persone che ho seguito nel mio lavoro di nutrizionista e che, vuoi per motivi medici, vuoi per sentirsi meglio con sé stessi, volevano perdere peso non ci riuscivano. Queste persone spesso avevano seguito diete alla moda, ingurgitato beveroni dimagranti e alcuni avevano anche preso delle pastiglie.

Il grande svantaggio delle diete alla moda o dei beveroni dimagranti è che non ti insegnano ad ascoltare il tuo corpo. La fame nervosa è un segnale che il tuo corpo ti sta mandando per dirti che vuole che tu ti prenda cura di lui. Nel capitolo 5 analizzeremo meglio questi concetti e ti spiegherò meglio come potrai fare a riconoscere e affrontare il problema della fame nervosa.

Nel corso degli anni sono state moltissime le persone che si sono rivolte a me per un consulto, e che mi hanno chiesto "Ma come mai, nonostante io stia facendo tutto quanto è richiesto per poter dimagrire, il mio peso è sempre uguale e anzi, talvolta tende persino ad aumentare?"

Esistono svariati motivi per cui non si perde peso. Il primo, più ovvio, è che non ci si muove abbastanza e si mangia troppo rispetto al dovuto, un po' come il signor B. Generalmente, una volta calcolato il fabbisogno di energia (le calorie) giornaliero e stilata una dieta in base alle esigenze della singola persona, il dimagrimento (almeno inizialmente) avviene quasi automaticamente. Esistono persone però, che nonostante abbiano ridotto molto la quantità di calorie consumate e nonostante facciano attività fisica, non dimagriscono. Devo dire che in oltre 15 anni di attività, ne ho incontrate poche di persone così, per cui penso che la maggior parte di noi non si renda conto di quanto cibo consuma giornalmente, e quindi pensa di mangiare poco, ma in realtà non è così. Nel capitolo di questo libro dedicato ai 3 step per perdere peso, ti spiegherò come puoi ridurre le calorie giornaliere senza avvertire un forte senso di fame. Nello stesso capitolo inoltre, ti chiarirò come bere di più, poiché la disidratazione è un altro fattore che può impedire la perdita di peso. Gli italiani bevono davvero poco.

Non è sempre facile capire quanto si mangia per svariati motivi. Uno dei fattori principali per cui non si riesce a mangiare in maniera controllata è lo stress. Quest'ultimo è in grado di indurre una produzione maggiore di cortisolo (comunemente noto come "cortisone" quando viene utilizzato come antinfiammatorio), un ormone che altera il metabolismo e fa ingrassare. Una vita stressata non lascia molto tempo per pensare a sé stessi. Un lavoro che dà molti problemi, i genitori anziani da accudire, una delusione amorosa, sono tante le motivazioni per le quali ci si lascia andare. Al di là delle situazioni davvero estreme in cui non è facile trovare il tempo per prendersi cura di sé, è importante cercare sempre di trovare un po' di tempo ogni giorno per rilassarsi. Il punto di partenza è accettare che, fra le mille cose che senti il dovere di fare, non sarai mai in grado di fare tutto. Parti da questo presupposto e identifica quali attività puoi evitare, quelle che puoi svolgere meno frequentemente (ad esempio, le pulizie di casa) e quelle che puoi delegare ad altri (ad esempio, la spesa, che puoi fare anche su internet). Usa lo schema seguente per identificare queste attività.

Attività quotidiane (tutte)	Quali puoi evitare o svolgere meno di frequente?	Quali puoi delegare?
Ricollegate al lavoro		
Ricollegate alla casa		
Ricollegate alla famiglia		
Altre attività		

A questo punto, avrai già capito che evitando le attività della colonna centrale (o svolgendole in maniera meno frequente, ogni due giorni anziché quotidianamente) e delegando ad altri le attività della colonna di destra, si libereranno degli "slot" di tempo nella tua vita. Utilizza questi slot per attività anti-stress, come ad esempio:

- giocare con i bambini;

- passeggiare al parco;

- ascoltare musica rilassante sorseggiando una tisana alle erbe;

- andare a fare un massaggio rilassante o una sauna;

- fare un sonnellino;

- uscire con gli amici o con la famiglia;

- chiacchierare al telefono o chattare con gli amici;

- e molte altre attività!

Ridurre lo stress ti aiuterà sicuramente a mangiare in maniera più consapevole e a ridurre la produzione di cortisolo. L'esercizio riportato qua sopra ti aiuterà sicuramente a fare spazio nella tua vita per attività anti-stress, ma prima devi auto-convincerti di quanto sia importante prendersi cura di te. Il senso di colpa è sempre dietro l'angolo, ma ricordati che meno stress si traduce anche in relazioni più rilassati con gli altri: i colleghi, il partner, gli amici e i familiari. Non sentirti in colpa se cercherai di liberare spazio nella tua vita anche per te. Datti "il permesso" di prenderti cura del tuo corpo e anche gli altri ne gioveranno.

Ricollegato a quanto appena detto, è il discorso della carenza di sonno. Se la tua carenza di sonno è legata allo stress eccessivo, allora valgono gli stessi consigli visti sopra. Molte persone non dormono perché hanno pensieri fissi legati al lavoro e al pericolo di perderlo, ai familiari che non stanno bene o a molti altri motivi. In questi casi di solito, si genera un momentaneo problema di insonnia che rimane fino a quando i problemi personali persistono. Se si tratta di problemi destinati a durare per molto tempo, è bene rivolgersi ad un medico per avere un aiuto farmacologico o erboristico. In tutti gli altri casi, in cui la qualità del sonno non è ottimale, è possibile adottare alcuni stratagemmi, che ho riassunto qua di seguito:

- Vai a letto sempre alla stessa ora.
- Segui una ruotine quotidiana, ad esempio: bagno, tisana, lettura.
- Prova a dormire con la testa dall'altra parte del letto.
- Evita il lavoro di concetto prima di andare a dormire.
- Installa la app "Modalità notte" sul tuo smartphone e usala per attivare la luce blu anziché bianca nelle ore serali.
- Non fare attività fisica nelle 3 ore prima di andare a dormire.
- Crea un ambiente che favorisca il sonno: al buio, con un materasso comodo, in un ambiente silenzioso e ad una temperatura né troppo fredda né troppo calda.
- Prova l'aromaterapia:
    - Da spruzzare sulle lenzuola. Preparare un mix dei seguenti oli essenziali: 10 gocce di lavanda, 10 gocce di salvia sclarea, 10 gocce di camomilla romana oppure 30 gocce di camomilla romana oppure 20 gocce di camomilla romana e 15 gocce di bergamotto.
    - Versa un mix di oli essenziali su un batuffolo di cotone e tienilo sul comodino: 10 gocce di

camomilla romana, 5 gocce di salvia sclarea e 5 gocce di bergamotto.

- Anche i Fiori di Bach ti possono aiutare, in particolare: Lattice di lattuga oppure mix di Cherry Plum, Impatiens e White Chestnut.

- Se l'ambiente non è silenzioso, puoi utilizzare dei tappi per le orecchie.

- Se l'ambiente non è buio, puoi indossare una mascherina per gli occhi.

Un altro fattore che potrebbe impedirti di perdere peso rapidamente, è probabilmente legato al fatto che il tuo grasso è concentrato prevalentemente nelle zone più profonde del tuo corpo (il cosiddetto "grasso viscerale") anziché sottocute. Il grasso viscerale è molto più difficile da smaltire rispetto a quello sottocutaneo. Anche se in questo libro mi concentro sui consigli per perdere peso anche senza attività fisica, devo ammettere che questo caso rappresenta un'eccezione ed è consigliabile invece iniziare un programma intenso di attività fisica 3-4 volte a settimana. Per sapere se il tuo grasso viscerale è in eccesso rispetto alla normalità (ossia è superiore al 9% del peso corporeo) puoi usare una delle bilance in commercio, che ti daranno una stima approssimativa. Io consiglio le bilance della Omron che offrono la possibilità di effettuare la misurazione della composizione corporea attraverso degli elettrodi presenti sia sulla pedana e sui manipoli da impugnare con le mani. Ci tengo a precisare che non ho alcun legame con le aziende che producono gli oggetti che suggerisco in questo libro.

Un'altra sorprendente motivazione (ma poi non così tanto sorprendente) per cui non stai perdendo peso, è che hai troppe distrazioni mentre mangi. Tipico esempio: guardi sempre la televisione durante i pasti. Studi recenti mostrano che questo comportamento si associa con una maggiore probabilità di aumentare di peso. Cerca quindi di spegnere la tivù quando sei a tavola, evitando di leggere e cercando di concentrarti di più su quello che stai facendo. Se puoi, cerca di mangiare più lentamente, consuma i tuoi pasti in un ambiente calmo e tranquillo. Se sei a tavola con altre persone, favorisci la conversazione piuttosto che guardare insieme la televisione.

Un altro motivo per cui probabilmente non stai perdendo peso e non sai perché è che stai saltando i pasti anche se hai fame. Molti utilizzano questa tecnica di non mangiare per esempio a pranzo per poter perdere peso e arrivano alla fine della giornata con una fame da lupi. Personalmente, non penso che si debba per forza consumare 5 pasti al giorno. La mia opinione è che 3 sia il numero ottimale di pasti per poter tenere a bada la fame, senza arrivare a sera estremamente affamati e senza perdere il controllo poi di quello che si consuma. Detto ciò, è comunque possibile che i due pasti principali siano la colazione e la cena, anziché cena e pranzo, così che quest'ultimo diventi un pasto veloce. In questo caso, è utile consumare una colazione proteica, anche salata (con uova, formaggio, yogurt), così da mantenere la sazietà per molte ore. L'importante è trovare la combinazione che mantiene la sazietà più a lungo, facendoti mangiare meno complessivamente.

Un'altra possibile causa della tua impossibilità a perdere peso, è che magari fai uso di alcuni farmaci i cui effetti collaterali influiscono sul peso corporeo. Tra questi ad esempio gli antidepressivi oppure altri farmaci che agiscono sul sistema nervoso e che sono molto più forti, come ad esempio gli antipsicotici oppure i farmaci che si prendono per i disturbi bipolari. Ecco, in questo caso il mio consiglio non è quello di sospendere i farmaci, ma di parlare con il medico per cercare di modificare il dosaggio piuttosto che utilizzare altri tipi di farmaci che non hanno questi effetti collaterali. Per controbilanciare l'effetto di questi prodotti, se li stai prendendo perché il tuo medico te li ha consigliati, puoi aumentare l'attività fisica. Cerca di camminare tutti i giorni, oppure di andare a correre, iscriviti in palestra, oppure vai a nuotare. È utile cercare quindi di controbilanciare in qualche maniera l'effetto negativo del farmaco che stai assumendo, anche se spesso gli effetti sul peso sono piuttosto forti.

Infine, l'ultimo motivo per il quale non stai perdendo peso, e che mi rendo conto è sempre più spesso essere una cosa molto comune, è che sei carente di alcuni nutrienti. Può sembrare incredibile, ma persino nella nostra società in cui l'eccesso di cibo è diventato un problema, si può soffrire di carenze nutrizionali. Ecco il motivo per cui, quando incontro un nuovo cliente, la prima cosa che chiedo di vedere sono gli esami del sangue, così da verificare i livelli dei principali nutrienti. Una cosa che vedo molto spesso è la carenza di vitamina D. Nonostante in Italia ci sia molto sole e la vitamina D venga attivata sotto la cute proprio dai raggi solari, molte persone sono comunque carenti. Ecco che questo tipo di carenza può contribuire a rendere più difficile la perdita di peso. Ci sono anche altre carenze nutrizionali che potremmo approfondire, se inizieremo a lavorare individualmente sul tuo caso. Con un esame individuale è possibile individuare le carenze personali, e studiare dei consigli personalizzati.

Il problema delle diete dimagranti

"Sono sicuro che tutti hanno almeno un amico che si improvvisa nutrizionista, o che copia spudoratamente delle diete viste sul web o in palestra, pensando di ottenere gli stessi risultati. So di molte persone che decidono di mettersi a dieta per tutta l'estate, mangiando solo petto di pollo, riso in bianco e acqua (mi tremano le mani mentre lo scrivo), per asciugare il fisico e copiare il regime alimentare del più grosso della palestra. Un giorno a settimana è dedicato agli "sfizi" e, di solito, si arriva a quel giorno letteralmente con la bava alla bocca, pronti a divorare anche 10 piatti di pasta in un solo giorno. Sono inorridito da questi regimi alimentari, ma chi li segue probabilmente pensa "Ma sì, se si mangiano schifezze solo una volta a settimana va bene, il corpo non assorbe."
La fonte di queste teorie è generalmente il tizio muscoloso della palestra, anche se conosco molti personal trainer che non danno questi consigli assurdi.

Il punto che voglio sottolineare non è solo il fatto che questo tipo di comportamento sia scorretto (è un problema, intendiamoci, che nel migliore dei casi fa perdere tempo e soldi, nei peggiori rovina la salute), ma il fatto che improvvisarsi nutrizionisti senza averne le competenze può avere conseguenze negative per la salute.

Questo mi porta alla mente tutta la bufera scoppiata grazie all'inchiesta di una giornalista su un noto sistema di integratori che prometteva miracoli. Al netto del fatto che l'efficacia di questi integratori era tutta da provare, il vero problema era l'indottrinamento selvaggio che veniva fatto alle persone. Promesse di guadagni stratosferici lavorando da casa, soldi e successo. Foto di macchine lussuose, ville, persone che avevano come unico problema dove mettere i soldi che guadagnavano e un minestrone di frasi motivazionali a caso. E non potevano mancare i dietologi improvvisati. Consigli fuori dal mondo, improvvisati, la presunzione che il sistema di integratori valesse per tutti, ricette miracolose, e superfood assurdi. Inoltre, il sistema dei guadagni era poco chiaro, con uno schema piramidale che costringeva le persone a cercare altri "polli" da spennare (mi si permetta il termine) per poter guadagnare sui loro sforzi.

Provo molta rabbia quando parlo di queste cose perché:

- Detesto chi illude la gente e la sfrutta per fare soldi. Il sistema piramidale è una truffa conclamata. Non accettare mai di entrare in questi sistemi.
- Si spacciano dei metodi discutibili come rimedi efficaci per perdere peso.
- Si comunica il messaggio che le diete sono uguali per tutti.
- Le persone vengono convinte che tutti possono essere nutrizionisti, e si diffondono tantissime bufale.

Sono felice che questa inchiesta abbia portato alla luce questo sistema, che danneggia tutti i professionisti e che spilla solo soldi alle persone. In questo capitolo parlerò del grande problema delle diete dimagranti, che spesso è rappresentato semplicemente dal fatto di essere prescritte da persone che non hanno le competenze per farlo. Sono ormai tanti anni che lavoro in questo settore e ho incontrato centinaia di persone che, letteralmente, soffrivano la fame! E parlo di fame vera, reale, non la fame nervosa di cui ti parlerò nel capitolo 5.

Lo sappiamo bene come funziona con molte delle diete che hai probabilmente già provato in passato: il loro svantaggio principale è di ridurre l'introito calorico in maniera drastica per un certo periodo di tempo, a sottoponendoti a lunghi periodi di restrizione e… fame! Molte diete sono anche parecchio monotone, ti impongono di nutrirti con, ad esempio, chili e chili di petto di pollo e alla fine smetti di mangiare per noia. Ma puoi continuare in questo modo? E per quanto tempo?

In questo capitolo voglio per l'appunto parlarti delle diete alla moda, le diete che comunemente vengono promosse da un libro che raggiunge grande successo e che spiega come perdere peso rapidamente e ritornare in forma senza fatica. Queste diete di solito non portano benefici stabili nel lungo termine perché tutti i chili persi vengono riacquisiti (spesso con gli interessi!) e alcune di esse possono anche fare dei danni alla salute. Il motivo principale per cui questi regimi alimentari non funzionano è che non fanno educazione alimentare, non ti insegnano cioè a regolare le porzioni, non ti dicono con quale frequenza devi assumere i diversi alimenti. Il pesce: quante volte a settimana? La carne: che porzione?

Le diete alla moda di solito trascurano completamente questi dettagli, non fanno educazione alimentare, ma anzi sono iper-semplificate così che sia possibile anche consumare grosse quantità di alcuni alimenti, normalmente le proteine e le verdure, senza però insegnarti ad alimentarti secondo le regole della sana alimentazione. Molto spesso i sedicenti dietologi e nutrizionisti che propongono questi piani dietetici fingono di aver trovato un rimedio al problema del peso in eccesso sulla base delle più recenti scoperte scientifiche, oppure che hanno messo a punto una metodica di lavoro dopo anni di studio ed esperienza. Nella maggior parte dei casi però, una rapida occhiata al piano alimentare che viene proposto rivela in realtà che trattasi niente di più e niente di meno della solita dieta low-carb. Quest'ultima è una dieta messa a punto negli anni '60 (hai capito bene, oltre sessant'anni fa!) dal medico nutrizionista Dr. Atkins negli Stati Uniti. Al Dr. Atkins va il merito di essere stato il primo ad avere capito che i carboidrati (e non necessariamente i grassi) avevano un ruolo importante nel sovrappeso. Anch'io credo che una moderata riduzione dell'introito di carboidrati possa essere utile, ma penso anche che dopo oltre mezzo secolo dalle scoperte di Atkins si possa fare qualcosa di meglio che escludere tutti gli amidi e gli zuccheri dalla propria alimentazione. In particolare, in questo libro spiego in dettaglio come sostituire i carboidrati "cattivi" con i grassi "buoni", dal momento che non tutti i carboidrati e non tutti i grassi sono necessariamente uguali e con le stesse funzioni fisiologiche.

Un altro fattore importante da tenere in considerazione quando si parla di diete alla moda è che, nei casi peggiori, queste diete si basano sull'utilizzo di beveroni, oppure di integratori, che una volta smessi poi non permettono più di perdere peso, ma anzi fanno sì che si recuperino velocemente i chili persi. In altri casi vengono proposte delle associazioni alimentari che permetterebbero di accelerare il metabolismo e la perdita di peso. Niente di più falso! Sicuramente è bene evitare di associare due fonti di carboidrati all'interno dello stesso pasto (ad esempio pasta e pane) così come la combinazione di cereali e legumi (riso e lenticchie, miglio e fagioli, ecc.) ti permette di assumere una quota di aminoacidi (i costituenti base delle proteine) completa, al pari delle proteine animali. Ma a parte queste due semplici regole non credo esista molto di più, dal punto di vista scientifico, che giustifichi una particolare attenzione alle associazioni alimentari.

Le diete alla moda sono spesso insostenibili nel tempo, anche a causa del costo molto elevato perché ti costringono a comprare dei prodotti specifici. Le indicazioni che forniscono sono così estreme che non è possibile continuare a lungo. Questo succede con le diete iperproteiche, ricchissime di carne e di altri alimenti proteici. Altre diete, invece, restringono la quantità di calorie in maniera talmente drastica da non poter essere portate avanti per molto tempo.

Esistono poi alcune diete molto monotone che a lungo andare stancano e sono difficili da seguire nel tempo. La classica dieta del minestrone, per intenderci! In questo caso il rischio di squilibrio alimentare è piuttosto elevato.

Le diete alla moda sono studiate per poter essere vendute al maggior numero di persone su larga o larghissima scala. Per questo non sono personalizzate, non tengono conto dei tuoi eventuali problemi di salute, o delle tue difficoltà a digerire grandi quantità di fibra. Non potendo considerare queste particolarità che ti riguardano, risultano quindi poco utili. Non considerano le tue abitudini, i tuoi gusti, ma vengono iper-semplificate per essere adattate a tutti, ma non si adattano necessariamente al tuo caso specifico.

Che fare quindi?

Io credo che sia importante affrontare invece il problema dieta da un punto di vista completamente diverso. Ai miei clienti spiego come ridurre il senso di fame, ad esempio facendo una colazione saziante, oppure iniziando il pasto con un'insalata "intelligente". La fame è un meccanismo fisiologico, ed è possibile affrontarlo in maniera da tenerla sotto controllo. Ti illustrerò qualche trucco nel capitolo di questo libro che spiega i 3 step per perdere peso.

In generale, pasti troppo ricchi di carboidrati a rapido assorbimento inducono una secrezione elevata di insulina, che si traduce in un calo repentino della glicemia. Il che comporta un ritorno rapido del senso di fame. È fondamentale invece modulare l'assunzione di carboidrati e sceglierne le giuste fonti (ad esempio i legumi) così da evitare che questo meccanismo si verifichi e che la fame torni, come è normale che sia, dopo qualche ora dall'ultimo pasto. Questo è il vantaggio del mio metodo che invece molte diete non considerano perché troppo focalizzate sulla riduzione di grassi, calorie o carboidrati.

Il mio consiglio, è sempre quello di seguire le raccomandazioni nutrizionali ufficiali, che rappresentano delle linee guida generali valide per tutti ma facilmente riadattabili in base ai propri gusti e abitudini. Le raccomandazioni da seguire sono sempre le stesse: cercare di consumare frutta e verdura tutti i giorni (5 porzioni al giorno), ridurre la carne e gli insaccati e aumentare le proteine vegetali come ad esempio quelle che derivano dai legumi. Inoltre, consumare frutta secca, pesce, avocado (ricchi di grassi sani) e consumare dei sostituti della carne, dunque sostituire la carne con altri prodotti a base di proteine in prevalenza vegetali. Leggendo questo libro imparerai come adottare queste linee guida in maniera più efficace ed intelligente. Un ulteriore passo che faremo insieme, man mano che leggerai questo libro, sarà anche capire che un aspetto fondamentale per poter mangiare in modo corretto è quello di seguire un ordine particolare quando si affronta il pasto. Iniziando dagli alimenti meno calorici e più sazianti, fino a quelli più calorici e meno sazianti, ad esempio, riuscirai a ridurre il quantitativo di calorie ingerite senza far fatica. Ma questo è un argomento che tratteremo nel capitolo dedicato ai 3 step per perdere peso.

Un vecchio detto ci insegna che non bisogna buttare il bambino con l'acqua sporca e devo confessare che la mia natura curiosa mi ha portato a cercare di capire più e meglio anche i potenziali aspetti positivi legati alle diete alla moda. Potrebbe sembrarti controproducente rispetto a quanto ho scritto finora, ma è possibile comunque trovare qualche spunto anche in queste diete che sono assolutamente controindicate. Ti ho già parlato del Dr. Atkins e della sua scoperta che i carboidrati hanno un ruolo importante nella regolazione del peso corporeo. Un'evoluzione del suo lavoro è stata fatta dal Dr. Barry Sears che, molto più recentemente, ha lanciato la dieta a zone. Il concetto è che i macronutrienti (carboidrati, grassi e proteine) vadano gestiti in "pacchetti" definiti appunto "zone" in cui la quota di carboidrati è ridotta a favore delle proteine (40% carboidrati, 30% di proteine e 30% di grassi, in termini di percentuale di calorie ingerite). La dieta a zone mi ha fatto pensare che è possibile ridurre la quota di carboidrati senza arrivare ad escluderli completamente. Personalmente ritengo che, in una popolazione così sedentaria come quella italiana, il 40% delle calorie ingerite quotidianamente sia un buon compromesso per ridurre i carboidrati senza escluderli completamente. Non concordo però con il Dr. Sears circa l'indicazione di elevare la quota proteica fino al 30% delle calorie ingerite. La mia idea è piuttosto che fino al 40% delle calorie possa provenire dai grassi sani (come quelli del pesce e dell'olio di oliva), così come avviene nella dieta tipica della Creta antica, dove è nata la dieta mediterranea. Non vorrei crearti troppa confusione e, non preoccuparti, non dovrai fare nessuno di questi calcoli. In questo libro ti spiegherò come seguire un regime alimentare che rispetta queste regole senza dover fare calcoli.

Un altro mito da sempre molto in voga è quello dei digiuni terapeutici e disintossicanti e che, purtroppo, disintossicanti non sono. Quando non si mangia l'organismo inizia dopo un certo periodo a consumare le proteine dei muscoli con il risultato che il flusso sanguigno e soprattutto i reni si trovano "ingolfati" di azoto proveniente dal metabolismo degli aminoacidi, i componenti delle proteine. Recentemente però, Michael Mosley ha ideato una dieta basata sul cosiddetto "semi-digiuno alternato". La sua idea è quella che, per evitare gli svantaggi di un digiuno prolungato, è possibile adottare una strategia leggermente diversa: il semi-digiuno (500 calorie al giorno per le donne e 600 calorie al giorno per gli uomini) applicato uno o due giorni non consecutivi ogni settimana (da qui il nome 5+2). Nel corso degli altri giorni è sufficiente seguire le norme per una sana alimentazione, ossia cercando di non esagerare con i cereali raffinati, o mangiando frutta e verdura regolarmente. Michael Mosley arriva addirittura a sostenere che non vi sono regole per i giorni in cui non si effettua il semi-digiuno, ma è sempre possibile fare di meglio, corretto? Nonostante limitarsi a 5-600 calorie al giorno possa risultare piuttosto difficile per molte persone, trovo che sia un'idea non completamente balzana. Generalmente la domenica si dorme un pochino di piú, perché non approfittarne per trasformare questo giorno in un detox settimanale, assumendo prevalentemente tisane, frullati o passati di verdura ed escludendo gli alimenti più calorici come cereali raffinati e dolci? Male non può fare di sicuro e non si rischia di bruciare le proteine dei muscoli, dato che parliamo di un giorno (massimo due) a settimana.

Il nemico nascosto che ti fa aumentare di peso

Ero nel mio studio con la Signora M, una mia paziente. M. era una donna in carriera, e aveva un'azienda che offriva soccorso agli automobilisti in panne, con meccanici e carri attrezzi. Il lavoro era costante, e spesso M. doveva restare in ditta la notte per supervisionare dei lavori, specialmente nel weekend.

Era evidente che questo ritmo lavorativo danneggiasse la salute della Signora M., che dormiva pochissimo, circa 3-4 ore a notte, e consumava molto caffè. Solitamente con questi ritmi lavorativi si perde peso, mentre M. continuava a ingrassare, e io dovevo capire il motivo.

Quando la mia paziente ha parlato dei caffè mi si è accesa una lampadina nella testa. Dovevo approfondire quella questione.

"Signora M, mediamente quanti caffè beve al giorno?"

"Tantissimi, almeno 20. Dormo poco e sono stressata, senza caffè non riesco a lavorare."

"Non è una bella cosa, sono decisamente troppi. Lei beve caffè amaro o zuccherato?"

"Con lo zucchero. Metto 1 cucchiaino di zucchero in ogni tazza del caffè."

Avevo trovato il bandolo della matassa. Ecco cosa faceva ingrassare incredibilmente la Signora M: lo zucchero!

Un singolo cucchiaino di zucchero è così dannoso? Non necessariamente, ma facciamo due calcoli.

1 cucchiaino di caffè (o 1 bustina), sono circa 10 grammi di zucchero.

20 caffè = 20 cucchiaini, ovvero oltre un etto di zucchero al giorno, e solo nel caffè!

Ogni grammo di zucchero contiene 4 kcal, quindi 400 kcal al giorno, e circa 12 000 kcal al mese, e questo solo per lo zucchero!

La signora M. era davvero sconvolta da quella rivelazione. Senza saperlo stava assumendo una quantità spropositata di zucchero, e quel che è peggio è che lei non dava peso a questa cosa.

Questa storia ha una morale: spesso il nemico (che ci fa ingrassare) non ci appare solo sotto forma di cibo spazzatura o di porzioni troppo abbondanti, ma anche nelle piccole cose. "The devil is in the detail (Il diavolo/male sta nel dettaglio)", dicono gli americani. Ebbene, per il cibo è assolutamente così.

Ovviamente ho subito detto alla Signora M. di tagliare sia caffè che zucchero, e i risultati sono stati ottimi.

Hai l'impressione di avere come un nemico di cui non conosci il nome, di cui non sai come agisce, ma che costantemente prova a sabotare tutti i tuoi tentativi di perdere peso? Beh, questo nemico non è immaginario, ma esiste davvero! È lo zucchero. Probabilmente, come molte persone che ho aiutato a perdere peso negli ultimi 15 anni, stai pensando: "ma io non ne uso molto!".

Forse no. O forse sì.

Comincia a contare il numero di caffè che bevi in un giorno: 4, 5 caffè al giorno? Supponiamo che tu ne beva 5 e aggiunga in ognuno una bustina di zucchero: 5 x 10 g = 50 g di zucchero al giorno. Un etto ogni due giorni! Ti sembra poco? 1400 calorie a settimana, 4600 calorie al mese, l'equivalente dell'introito calorico di un uomo di età media in due giorni, di cui neanche sei consapevole. Ora forse cominci a vedere la cosa sotto una luce diversa….

Ma non è tutto. Lo zucchero non si trova solo nel tuo caffè, dove almeno lo metti volontariamente (e potresti smettere di farlo). Il saccarosio è un additivo estremamente comune in molti alimenti, persino in quelli pubblicizzati come sani. Si trova infatti nei cereali per la prima colazione (moltissime marche, per non dire tutte tranne quelle che trovi nei negozi biologici), negli yogurt, soprattutto in quelli magri, magrissimi e a zero contenuto di grassi (che però non sono necessariamente anche a zero contenuto di zucchero!). Persino alcuni sughi per la pasta sono zuccherati, così come l'aceto balsamico. Incredibile vero?

Per renderti conto dell'entità di questo avvelenamento di massa di cui siamo tutti vittime nostro malgrado, prova a fare l'esperimento che consiglio a tutte le persone che aiuto a perdere peso: vai al supermercato e controlla le etichette di quello che compri. Quanti prodotti, anche insospettabili, contengono zucchero? Risposta esatta: troppi!

Lo zucchero non dà sazietà, ti fa mangiare di più e serve solo a dare soddisfazione al tuo palato. Eliminalo dalla tua dieta, anche sforzandoti di controllare sempre le etichette comprando solo prodotti che non lo contengono. Ti ricorderai che il vantaggio principale associato ai miei programmi dimagranti, è quello di imparare a controllare la fame e aumentare la sazietà. Lo zucchero non ti dà sazietà, al contrario, ti fa mangiare di più ed è proprio questo l'obiettivo al quale l'industria alimentare mira: farti consumare (e quindi comprare) un quantitativo superiore dei loro prodotti.

Ma lo zucchero è soltanto uno dei tanti nemici nascosti che possono distruggere i tuoi tentativi di perdere peso. Devi sapere infatti che nella maggior parte dei casi ciascuno di noi non mangia per fame, reale o nervosa che sia. Tutti noi mangiamo piuttosto per abitudine (i famosi 5 pasti al giorno), perché siamo in compagnia (di amici, parenti, ecc.), per noia oppure perché siamo attirati dal marketing di un certo prodotto o dalla sua confezione accattivante. Mangiamo, e siccome siamo distratti mentre lo facciamo, non ci rendiamo conto di cosa sta andando giù nel nostro stomaco. Ognuno di noi ogni giorno prende in media 250 decisioni che riguardano il cibo. Mangio l'arancia o la mela? Carne o pesce? Pensaci, sono davvero molte le occasioni in cui pensi al cibo, anche se non ne sei davvero consapevole.

Proprio perché è dura essere consapevoli di quanto mangiamo ogni giorno, vorrei illustrarti 5 brevi regole che ti saranno utili per prendere maggiore consapevolezza delle tue abitudini alimentari, ma soprattutto per regolare il "flusso" di calorie nel tuo stomaco. Eccole:

1. Definisci le tue aree di pericolo: identifica quelle situazioni che ti fanno perdere il controllo di ciò che mangi e cerca di evitarle.
2. Sostituisci il 20% di quello che mangi in maniera intelligente.
3. Lascia la pentola in cucina e servi in tavola i piatti con il cibo già dosato.
4. Non privarti completamente del cibo di conforto.
5. Fai attenzione agli alimenti promossi come salutistici.

Analizziamo dunque questi cinque consigli un po' più nel dettaglio.

Definisci le tue aree di pericolo
Quali sono le tue "aree" di pericolo? In quali situazioni ti ritrovi ad avere la maggiore probabilità di mangiare senza poter controllare quello che puoi fare? Principalmente sono quattro:

- Quando fai la spesa e compri da mangiare.
- Quando decidi uno spuntino.
- Quando mangi fuori casa.
- Quando mangi alla scrivania.

Nel caso dell'area di pericolo "spesa", sono tre i consigli che ti vorrei dare. Il primo, più ovvio, è quello di non andare mai a comprare alimenti quando hai fame, altrimenti rischi di comprare più cibo del necessario. Il secondo consiglio è quello di portare sempre con te una lista della spesa che includa gli alimenti che ti servono davvero. Nella seconda parte di questo libro ti parlerò anche di come fare una lista della spesa che sia davvero utile. Il terzo e ultimo consiglio per ridefinire quest'area di pericolo, è quella di smettere di acquistare alimenti dannosi per la tua salute, o almeno di limitarli molto. Parlo di dolci e bevande gassate, snack salati oppure carne processata come salumi, carne in scatola, ecc. Questi alimenti, una volta entrati nella tua dispensa, avranno un accesso preferenziale al tuo stomaco. Meglio evitare di comprarli del tutto.

La decisione di fare uno spuntino è un'altra area di rischio potenziale, perché nel momento in cui hai fame ma hai poche possibilità di scelta (e di solito quelle poche sono dolci o snack salati che si trovano, purtroppo, con molta facilità ovunque) rischi di mangiare robaccia ipercalorica. Come puoi ridefinire dunque, questa area di rischio? Acquistando regolarmente una certa quantità di frutta, noci, yogurt naturale senza zucchero e magari delle gallette integrali. Anche i lupini (non salati) sono una possibilità. Tieni questi alimenti a portata di mano in casa, oppure in ufficio, così che tu non abbia problemi a fare uno spuntino sano.

Un'area molto importante di pericolo per la tua dieta è costituita senza dubbio dai pasti fuori casa. Non è sempre facile mantenere il controllo di quello che si mangia quando si è al ristorante, per piacere o per lavoro oppure quando si cena a casa d'altri. Per aiutarti a gestire in maniera più consapevole i tuoi pasti fuori casa, ecco un elenco pratico di consigli da tenere a portata di mano:

- Evita, per quanto possibile, buffet e ristoranti "all you can eat" come ad esempio il wok, dove in teoria si può mangiare fino allo sfinimento.
- Fai sempre il pasto al contrario: inizia dalla frutta e verdura, poi il secondo e infine il primo.
- Adattati al "passo" del commensale più lento che siede al tuo tavolo. Magari escludendo i bambini che spesso sono lentissimi.
- Evita di pre-ordinare tutto il pasto all'inizio quando hai fame, ma inizia ordinando un piatto (cominciando appunto dall'insalata) e, se hai ancora fame, prendi in considerazione la possibilità di ordinare una mezza porzione di qualcos'altro anziché una porzione intera.
- Cerca di evitare o almeno di limitare pane, grissini e altre fonti di carboidrati (pasta, patate, gnocchi, ecc.).
- Se possibile, inizia il pasto con un brodo: gonfia la pancia e fa mangiare meno.
- Dai la preferenza al pesce e ordina quello cucinato in modo più leggero (alla griglia, al cartoccio, ecc.).
- Fai domande sui metodi di cottura: se usano molto olio, se ci sono panature, ecc. per capire quali portate sono meno caloriche delle altre.

Un'altra area di pericolo è l'ufficio. A parte il discorso affrontato sopra degli snack da tenere a portata di mano, fai in modo di avere accesso ad una bottiglia d'acqua, che puoi tenere ad esempio sulla scrivania. Questo ti permette di mantenere il tuo corpo idratato e, fino ad un certo punto, di riempirti la pancia. Cerca di portare i pasti da casa il più possibile e tieni una bottiglia d'olio in ufficio, così da avere la certezza di condire le tue insalate con il condimento più salutare.

Sostituisci il 20% di quello che mangi in maniera intelligente
Tutti noi tendiamo a sottovalutare le dimensioni delle nostre porzioni. Ogni volta che stai per mettere il cibo nel piatto, misura le dimensioni della tua porzione, riducila del 20% circa (un quinto) e trova un modo rapido per sostituire questa quantità con altri cibi meno calorici come verdure, legumi, o frutta. Ad esempio, anziché preparare 100 g di pasta e olio, preparane 80 g con l'aggiunta di 20 di verdure. Volendo, potresti fare anche di meglio (metà e metà), ma ti potrebbe sembrare di mangiare troppo poco. Seguendo invece la regola del 20%, non ti renderai quasi conto di mangiare meno e avrai risparmiato, nel caso della pasta, ben 70 kcal.

Lascia la pentola in cucina e servi in tavola i piatti con il cibo già dosato
Un'abitudine molto comune nel nostro paese è quella di portare la pentola in tavola così che i commensali possano servirsi… a iosa! Beh, questo è un altro modo attraverso il quale mangiamo in eccesso senza accorgerci. Meglio pre-porzionare il cibo in ciascun piatto prima di portarlo in tavola, così si è sicuri di mangiare la quantità corretta. È utile ovviamente seguire la regola del 20% descritta in precedenza, così da ridurre anche la quantità calorica ingerita. Infine, gli avanzi andrebbero riposti in frigorifero o freezer suddivisi in porzioni singole, per ridurre la possibilità di consumare cibo in eccesso successivamente.

Molte diete falliscono perché ti privano degli alimenti che ti piacciono di più. Sono consapevole di aver citato, in questo stesso capitolo, l'esempio eclatante dello zucchero e di come tutti siamo stati avvelenati da tonnellate di zucchero nascosto ovunque per anni. Ciononostante, gli alimenti cosiddetti di "conforto" (di solito i dolci, ma ognuno ha i suoi) non sono necessariamente del tutto proibiti. L'importante è avere una regola e modificare le proprie abitudini alimentari in modo da non sentirsi completamente privati dei cibi che più ci piacciono. Generalmente, la mia regola è quella di introdurre un paio di dolci a settimana cercando di scegliere quelli meno elaborati o preparati a casa senza zucchero. A questo punto puoi aggiungere un piatto a scelta a settimana, che potrebbe essere la pizza oppure una bistecca alla fiorentina, quello che più ti piace. Una volta al mese potresti inserire un ulteriore strappo alla regola, magari qualcosa che ti piace tanto ma che al tempo stesso ha troppe calorie per essere consumato di frequente. Il mio strappo mensile ad esempio, è il panino di Mc Donald, che prendo rigorosamente insieme ad una bibita senza zucchero. Come vedi, ho anch'io i miei punti deboli!

Infine, i cibi di conforto non fanno tutti necessariamente male. Io, ad esempio, ho scoperto recentemente una marca svedese di latte di avena (Oat Ly) che mi piace tantissimo e che mi concedo come sfizio. Il top è quando lo bevo dopo averlo agitato fortemente per fargli fare molta schiuma. Recentemente ho anche scoperto che lo amo ancora di più mescolato all'orzo solubile. Provare per credere!

Qui entriamo nell'area di rischio più "scivolosa", ossia i cibi che vengono promossi come salutari, ma che di salutare hanno ben poco. Ho già spiegato ampiamente come cereali e yogurt siano un esempio di alimento potenzialmente sano, ma infarcito di zucchero dai produttori e che quindi perde buona parte dei suoi benefici. I cibi low-fat (a basso contenuto di grassi) sono spesso caratterizzati da questo problema: molto zucchero (poco costoso) e poco grasso, che l'industria alimentare rivende a un prezzo elevato sotto forma di panna. Altri alimenti a rischio perché considerati salutisti, sono gli alimenti biologici insaccati, molto grassi, molto salati o ancora che contengono zucchero aggiunto. Salami e prosciutti, frutta biologica sciroppata, lardo, e molti altri prodotti possono essere venduti come "biologici" e senza pesticidi, ma appartengono comunque a categorie a rischio per quanto riguarda la salute. Sono quindi da evitare o da consumare occasionalmente. Infine le bevande senza zucchero e i dolci fatti con i dolcificanti. Non contengono calorie, non sono cancerogeni come molti pensano, ma danno comunque assuefazione al sapore dolce e potrebbero quindi abituare il palato ad un sapore talmente "zuccheroso" da farti desiderare ancora più dolci. Anche in questo caso, fai quindi molta attenzione.

Avrai capito quindi che i pericoli nascosti sono molti, ma dopo aver letto questo capitolo spero tu abbia acquisito gli strumenti per evitare le trappole e le molte insidie che si nascondono nella vita di tutti i giorni. Nel prossimo capitolo ti parlerò di come stai auto-sabotando i tuoi tentativi di perdere peso. Non credi che

questo sia possibile? Leggi e scoprirai che purtroppo è proprio
così!

Come stai auto-sabotando la tua perdita di peso

Vuoi che ti racconti una storia che rappresenta perfettamente un obiettivo non raggiungibile? La mia storia preferita è quella di Icaro, e del suo tentativo di raggiungere il sole.

Icaro e il padre Dedalo, creatore del famoso Labirinto, erano stati imprigionati all'interno dello stesso dal Re Minosse, che non voleva che qualcuno scoprisse i segreti del Labirinto. Dedalo escogitò un modo per scappare, unendo delle piume a della cera, fabbricando delle ali. Lui e il figlio Icaro poterono così volare via dalla prigione.

Peccato che il ragazzo, troppo spavaldo, volesse addirittura raggiungere il sole. Ma non considerò che il calore dei raggi solari avrebbe sciolto velocemente la cera delle piume. Icaro precipitò nel mare e morì.

Cosa si può imparare da questa storia? Che tentare di raggiungere un obiettivo irraggiungibile è sempre una scelta sbagliata, che porta solo danni. Icaro sicuramente aveva pensato all'effetto dei raggi solari, ma la sua mente lo ha auto-sabotato, facendogli sottovalutare il pericolo e portandolo alla morte.

Pensa alla tua dieta. Come mai spesso fallisce? Perché nella maggior parte dei casi hai cercato di raggiungere obiettivi irraggiungibili, e la tua mente, piuttosto che farti ammettere di avere fatto il passo più lungo della gamba, inizia a auto sabotarti per darti una scusa con cui giustificare quello che hai fatto. E così il tuo autocontrollo diminuisce e inizi a fare sempre più strappi alla regola.

Sono comportamenti dannosi, che devi assolutamente evitare per non fare la fine di Icaro. Dopotutto, a nessuno piace cadere rovinosamente a terra, non è così?

In questo capitolo vorrei parlarti di un argomento che reputo molto importante e che riguarda un comportamento che ho osservato in molte persone, ossia l'auto-sabotaggio del tuo tentativo di perdere peso. Può sembrarti incredibile, ma sei in grado di fare questa cosa, ossia di avere la volontà, da una parte, di voler perdere peso, di voler dimagrire, e dall'altra il tuo inconscio ti sabota in qualche maniera, rendendo inutili i tuoi sforzi.

Vorrei discutere innanzitutto alcune situazioni che ho osservato spesso lavorando con i miei clienti e cercare di darti qualche consiglio utile per evitare di fare gli stessi errori e quindi di auto-sabotarti.

Un primo motivo per cui probabilmente anche tu ti stai auto-sabotando, è che ti stai dando degli obiettivi di perdita di peso piuttosto irrealistici, ma soprattutto che non stai considerando un intervallo di tempo appropriato. Molte persone che si rivolgono a me per un consulto mi raccontano di avere come obiettivo quello di perdere 20, 30 se non addirittura 40 kg. Quello che cerco di fare è di spiegare loro che un obiettivo così ambizioso può essere raggiunto, ma soltanto in un intervallo di tempo molto ampio, durante il quale l'entusiasmo potrebbe anche spegnersi. Ciò che consiglio a queste persone (e anche a te se ti riconosci in questa situazione) è di stabilire un obiettivo più realistico, ad esempio il 10% del tuo peso, e di darti un intervallo di tempo non troppo breve, ad esempio 5-6 mesi. In questo modo, in un tempo ragionevole, sarai già in grado di festeggiare il tuo primo traguardo e questo ti darà maggiore fiducia nella tua possibilità di continuare il tuo percorso di dimagrimento.

Il secondo motivo per cui molto probabilmente stai sabotando i tuoi tentativi di perdere peso è che probabilmente stai mangiando troppo poco. Una convinzione piuttosto diffusa è che per dimagrire bisogna quasi fare la fame. Beh, non proprio! Moltissimi miei clienti, a dir la verità, mi riportano che, dopo aver seguito il piano alimentare che gli ho assegnato, mangiano di più di prima e questo devo dire la verità non mi stupisce. Non mi stupisce perché, ad esempio, aumentano la quantità di verdure che consumano, mangiano più frutta, e cercano anche di consumare più proteine vegetali e non più solo quelle animali. Se seguirai i consigli contenuti in questo libro, anche tu potrai presto renderti conto che starai assumendo meno calorie pur mangiando di più. Mangiare troppo poco o semi-digiunare non ti aiuta, anzi ti ostacola perché rende il tuo percorso molto più difficile e scarsamente sostenibile nel tempo. Questo di conseguenza sabota i tuoi tentativi di perdere peso che quindi andranno inesorabilmente falliti.

Una situazione simile al fatto di mangiare poco è quando eviti di mangiare cibi che ti potrebbero aiutare a perdere peso, perché credi ti facciano ingrassare. È il caso di alcuni alimenti grassi come la frutta secca, che invece ti aiuta a ridurre il senso di fame, così come di alcuni alimenti proteici, ma che contengono anche amido, come i legumi. Questi alimenti sono in realtà molto sani e soprattutto, sono degli alleati del tuo peso. Consumali abitualmente, in teoria anche ogni giorno come snack nel caso della frutta secca (oltre che nelle insalate), o come pasto proteico in sostituzione della carne, nel caso dei legumi. E il tuo peso ne gioverà, oltre ad avvertire più facilmente il senso di sazietà. Anche l'olio extravergine di oliva è un alimento calorico, ma estremamente ricco di sostanze antiossidanti e benefiche per la salute. Se vuoi usarne un po' di più, riduci piuttosto la porzione dei piatti a base di carboidrati, meglio un po' meno pasta condita con poco olio di oliva in più che il contrario! Un discorso a parte merita infine la banana. Tra i vari tipi di frutta è la più calorica, ma possiede anche un buon potere saziante, a mio avviso. Io la consiglio come spuntino prima di andare in palestra perché aiuta a mantenere un livello di zuccheri nel sangue più stabile. Eviterei di mangiarla proprio tutti i giorni (a meno di non andare in palestra tutti i giorni), ma non la escluderei comunque dalla lista degli alimenti sani.

Il terzo motivo per cui probabilmente, in qualche maniera, potresti auto-sabotarti è che non stai chiedendo aiuto agli altri. A parte l'ovvio consiglio di rivolgerti ad un professionista per avere delle dritte su come nutrirti al meglio, ci sono altri modi per poter ottenere aiuto dagli altri. Intanto in famiglia puoi chiedere di avere supporto in questo tuo percorso di perdita di peso, ad esempio domandando ai tuoi familiari di aiutarti a cucinare, o di comprare per esempio le verdure di cui hai (e hanno) bisogno per poter mantenere una dieta sana nel tempo. Farsi aiutare dai familiari permette a te di avere una vita più semplice, ma diventa un'occasione anche per loro di mangiare meglio. È importante chiedere ad amici e parenti di non ostacolarti in questo percorso, spiegando loro quanto sia importante per te.

Un altro utile consiglio che do a tutti è quello di fare coppia con un'altra persona che sta affrontando il tuo percorso e che vuole perdere peso. A parte l'ovvio suggerimento di uscire insieme a correre, o a fare passeggiate, quello che potete fare insieme è anche darvi degli obiettivi comuni, festeggiare insieme quando li raggiungete oppure supportarvi a vicenda quando invece non ce la fate o durante i periodi in cui, inevitabilmente, non starete perdendo peso. L'incoraggiamento reciproco con un'altra persona che sta facendo la tua stessa esperienza si trasformerà probabilmente nella tua arma migliore. Insieme a questa persona potrai tenere quella che io chiamo la "contabilità del peso", prendendo nota degli obiettivi che avete raggiunto.

Nell'ambito delle tue relazioni con gli altri merita un discorso a parte anche il tipo di persone delle quali ti circondi. In questo caso non si tratta propriamente di auto-sabotaggio, ma il fatto di insistere a frequentare dei "sabotatori" non è comunque salutare. In genere esistono due tipi di "sabotatori": quelli del "ma dai, non sarai mica ancora a dieta!" che ti fanno ingurgitare 3000 calorie in una sera, altrimenti non sei dei loro, e quelli che invece notano ogni tua variazione di peso, anche solo di 100 g. So di affrontare un argomento poco piacevole, ma il tipo di persone delle quali vogliamo circondarci dipende spesso da noi. Nel caso degli "ingurgitatori da competizione", direi che il motivo per frequentarli un po' meno frequentemente è abbastanza ovvio. Ogni tanto una "mangiata" fa bene allo spirito, ma l'ingozzamento sistematico un po' meno. Per quanto riguarda invece il secondo gruppo, in tutta sincerità fatico a capire come sia possibile considerare amici persone pronte a fare continuamente apprezzamenti o commenti sull'aspetto fisico. In generale, queste persone ti stimolano ad aumentare l'ossessione per il tuo corpo. Ossessione di cui, diciamocelo chiaramente, non hai proprio bisogno! Per cui fai attenzione a chi frequenti, non mancano le occasioni per conoscere altre persone, magari con idee più simili alle tue in fatto alimentare. Hai mai dato un'occhiata agli eventi su Meetup.com? È una piattaforma che molti usano per incontrare gente nuova e fare attività piacevoli insieme. Prova, magari trovi un gruppo di persone nuove che non ha né l'ossessione per le abbuffate compulsive, né quella per il tuo aspetto fisico. Credimi, queste persone esistono!

Un'altra situazione, anch'essa piuttosto comune, si verifica quando ti auto-saboti con i tuoi pensieri negativi, quando cioè la tua psiche in qualche maniera rema contro il tuo desiderio di dimagrire. Ad esempio, pensi che non riuscirai mai nel tuo intento, oppure hai dei pensieri negativi e, ripensando alla tua giornata, ti deprimi pensando che quello che stai facendo per dimagrire non è sufficiente, che non sei sufficientemente forte, che non hai abbastanza motivazione, insomma una serie di pensieri che potrebbero in qualche maniera sabotarti. Un errore da evitare è quello di confrontarti con gli altri. Non siamo tutti uguali e per qualcuno perdere peso potrebbe essere più facile che per te. Questo non significa necessariamente che fallirai o che sei "inferiore" al tuo amico o amica che invece perde peso con facilità. Il tuo corpo, la tua genetica, i tuoi impegni e i tuoi problemi sono diversi e così, diverso è anche il tuo modo di perdere peso. Magari hai bisogno di più tempo, magari di più fatica, ma non lasciare che il confronto con gli altri ti demoralizzi. Se un confronto ha da farsi, è sicuramente con la tua situazione precedente, un mese, un anno fa. Questo ti permette di valutare successi e insuccessi in maniera più obiettiva. Ricorda, mai confrontarsi con gli altri. Cerca invece di compiacerti dei tuoi progressi.

Parlando di pensieri negativi, capita a molte persone di sentirsi sotto un riflettore a causa del proprio aspetto fisico. Non sono uno psicologo, ma reputo importante imparare a non preoccuparsi troppo del giudizio degli altri. Non aver paura di deludere gli altri se fai fatica a perdere peso, è la tua sfida, non la loro. Questo mi porta inoltre a citare una cosa molto importante, ossia che il motivo per cui affronti questa tua sfida personale potrebbe essere il motivo sbagliato. Mi spiego meglio. Se pensi di dimagrire per piacere di più agli altri (perché, appunto, ti senti sotto un riflettore) non riuscirai facilmente a raggiungere il tuo obiettivo, perché il motivo che hai scelto non è abbastanza personale. Fermati a riflettere e scegli la tua motivazione in maniera consapevole, pensa a un motivo piacevole per cui vuoi perdere peso, vuoi sentirti meno pesante quando ti muovi, vuoi ridurre l'affanno, vuoi vivere abbastanza a lungo da vedere i tuoi nipoti laurearsi. Scegli tu, ma scegli un motivo personale e sufficientemente gratificante da farti davvero desiderare di voler perdere peso e mantenerlo nel tempo.

Prima di chiudere questo capitolo, vorrei citare infine alcune altre situazioni comuni. La prima, frequente in Italia, è quella di coprirsi troppo l'inverno. Gli italiani sono spesso un po' freddolosi, ma considera che il freddo ti aiuta a bruciare più energia. Non ti sto suggerendo ovviamente di girare con i pantaloni corti d'inverno, ma almeno di non coprirti in maniera eccessiva. E non aver paura di uscire per fare una passeggiata anche se la temperatura è sotto zero, se cammini a passo risoluto vedrai che ti scalderai rapidamente.

Una situazione che ho osservato spesso è quella adottata da persone che, purtroppo, si affidano ai consigli di specialisti (o presunti tali) che propinano metodi poco o per nulla scientifici. Parlo di chi effettua test per le intolleranze ad esempio, i quali non sono attendibili né per valutare le reazioni avverse al cibo, né tanto meno per valutare quali alimenti possono impedirti di perdere peso. Altri motivi poco o per niente scientifici sono quelli che si basano sulle saune o comunque sull'induzione della sudorazione (che ti disidrata soltanto, senza scioglie il grasso), le alghe dimagranti, gli integratori dimagranti, le fasce dimagranti e molti altri ancora. Se stai assumendo integratori o pastiglie, a meno che non siano state prescritte da un dietologo, non solo non funzioneranno, ma sposteranno l'attenzione dalla tua capacità di affrontare la tua sfida personale alla pastiglia. Nella tua mente sarà quest'ultima a fare tutto il lavoro al tuo posto. Evidentemente, non può essere così, anche nel caso dei farmaci

prescritti dai medici dietologi è richiesto un impegno da parte tua.
E comunque sei tu il vero artefice del tuo successo. È la tua sfida.

Spero di averti dato degli spunti di riflessione utili per valutare se
stai veramente puntando con tutte le tue energie e sfruttando tutte
le tue possibilità all'obiettivo di raggiungere il tuo peso forma,
oppure di capire se (magari inconsapevolmente) ti stai sabotando
con il tuo comportamento. È fondamentale conoscersi bene
prima di affrontare una sfida come questa.

Riconoscere e combattere la fame nervosa

"Ho parlato diverse volte della fame nervosa, e in questo capitolo voglio approfondire il discorso. La prima cosa che voglio dirti è di non sottovalutarla. La fame nervosa è in grado di rovinare la salute e i tentativi di perdere peso di molte persone.

Gli psicologi sono al lavoro per approfondire la nostra conoscenza di questa tematica. Tra questi professionisti mi sento di consigliarti i lavori di Susan Albers (che puoi trovare sia in inglese che in italiano), una delle figure professionali più conosciute del settore. I libri della dr.ssa Albers mi hanno aiutato ad approfondire questo capitolo; ti consiglio di leggere i suoi libri, uno dei quali è stato tradotto in italiano[1].

In questa sezione ti spiegherò cosa puoi fare nel momento in cui ti trovi ad avere quel desiderio fortissimo di mangiare un certo alimento, o comunque di mangiare in generale.

Partiamo intanto con alcuni consigli di semplice buon senso, il primo dei quali è abbastanza ovvio: non comprare i cibi che sai già che ti fanno perdere il controllo: cioccolato, dolci, ecc.

Non sarà facile, lo so, ma cerca di evitarlo. È la cosa migliore che puoi fare.

---

1 Susan Albers. 50 modi per vincere la fame nervosa. Edizioni Macro.

Un altro consiglio abbastanza basilare è quello di cercare delle distrazioni. Esci e vai a fare una passeggiata. Questo ti aiuta anche a scaricare lo stress e a muoverti un pochino, oltre a prendere una boccata d'aria fresca e avere tempo per pensare, magari a quali paesi visitare durante le prossime vacanze!

Inoltre, cerca di mangiare a sufficienza ai pasti. Molti dei miei clienti mi confessano di mangiare di più dopo che si sono messi a dieta rispetto a prima. Se consumi i tuoi pasti regolarmente e non ti limiti in maniera eccessiva, eviterai di avere continuamente il senso di fame tutta la giornata, il che inevitabilmente si tradurrà nel mangiare quello che hai a portata di mano. E di solito sono dolci, snack salati e via discorrendo…

Ma entriamo nel vivo del discorso. È fondamentale imparare a distinguere la fame nervosa dalla fame reale, quella dovuta al fatto che il tuo corpo ha veramente bisogno di cibo. Molte persone con cui parlo e che mi chiedono consigli per perdere peso mi dicono "Io ho sempre fame, io ho costantemente fame". Un consiglio che dico a tutti è "Ha mai pensato di analizzare la sua fame?" "No, dottore. In che senso analizzare la fame?"

Il primo, vero vantaggio del mio metodo di lavoro è che io invito tutti a fermarsi un attimo a pensare e a imparare a riconoscere i segnali del proprio corpo. Fermati, conta fino a 10 ogni volta che ti viene un attacco di fame e verifica se lo stimolo permane. Molto spesso l'attacco di fame nasconde altre necessità, ad esempio il bisogno di rilassarsi, un attacco di ansia, o il semplice desiderio di spezzare la noia, magari perché stai lavorando o studiando da diverse ore senza pausa. In questo caso la fame è un segnale che il tuo corpo ti manda perché vuole che ti prenda cura di lui, anche solo per un minuto.

Come fare a distinguere la fame nervosa da quella reale? Innanzitutto, fermati 10 secondi e pensa se hai davvero fame, magari ti renderai conto che hai mangiato solo un'ora fa. Abituati a fare questo esercizio. Esistono comunque alcune linee guida per distinguere la fame fisiologica da quella nervosa. La fame reale arriva lentamente, non arriva come un pulsante on/off che invece è il segnale di un attacco di fame emotivo. Se vedi che la tua fame si accende come se avessero premuto un pulsante, quella è probabilmente fame nervosa e non fame reale. Spesso il pulsante che attiva questa sensazione è una situazione che ti fa salire l'ansia, oppure una preoccupazione, oppure ancora vedere i colleghi che mangiano qualcosa di goloso.

Un altro segnale per identificare la fame fisiologica è l'avere il brontolio alla pancia, quindi non solo la fame arriva lentamente ma ad un certo punto cominci ad avere dei segnali fisici. La tabella che segue ti aiuterà a distinguere fra i due tipi di fame, ricorda sempre di contare fino a 10 prima di decidere se mangiare oppure no e in questi 10 secondi "analizza" la tua fame.

Come distinguere tra:	
Fame nervosa	**Fame reale, fisiologica**
Arriva rapidamente, come attivata da un pulsante	Aumenta gradualmente man mano che i pasti sono più lontani nel tempo
Nasce facilmente in risposta a stimoli esterni, ad esempio quando qualcuno annuncia di voler comprare un gelato	Accusi sintomi che indicano il bisogno di cibo, come il brontolio di pancia
Aumenta in situazioni di stress psicofisico	Smetti di mangiare quando raggiungi la sazietà
Mangi senza assaporare il cibo in maniera compulsiva	Riesci ad aspettare prima di metterti a tavola
Desideri un particolare tipo di cibo, tipicamente dolci e cioccolato	Senti il bisogno di mangiare qualcosa per riempire la pancia, non un cibo specifico
È difficile raggiungere una sensazione di soddisfazione dopo che hai mangiato	La sensazione di avere lo stomaco pieno aumenta via via che mangi
Dopo aver mangiato ti senti in colpa	Non hai sensi di colpa dopo aver mangiato

Ma perché mangiamo? La risposta più ovvia è per nutrire il nostro corpo così che non debba nutrirsi di sé stesso. In realtà, non è sempre così. Noi tutti mangiamo a causa di cattivi pensieri ed emozioni negative, che generalmente ci fanno mangiare più del necessario, o mangiare senza avere fame. Purtroppo, anche i sentimenti positivi possono portare a mangiare troppo. A volte mangi perché il cibo ti fa sentire bene e non vuoi che questa sensazione si fermi.

Mangiare ti fa entrare in uno stato di trance. Ti fa sentire bene e regala un senso di sollievo. Mangiare è un modo per rilassarti e per ammazzare la noia. Citando la psicologa americana Susan Albers[2], "utilizza il potere della tua mente per diventare consapevole del tuo bisogno di mangiare in modo nuovo. Abbraccia il tuo desiderio di cibo e impara a conoscerlo. Indaga il tuo bisogno di mangiare in maniera curiosa e acritica."
Analizziamo quindi nel dettaglio 3 strategie che ti permetteranno di mangiare in modo più consapevole e darti conforto anche senza cibo.

Strategia n. 1: Tenere un diario

Scrivere nero su bianco i tuoi problemi (la cosiddetta terapia narrativa) è un modo semplice e clinicamente testato per aiutare a lenire la tua psiche. Aiuta a conoscere meglio i tuoi sentimenti e a vederli sotto un'altra prospettiva. I sentimenti e le emozioni non esaminate possono trascinarti in direzioni indesiderate. Scrivere i tuoi pensieri può aiutarti a riconsiderare la tua situazione in un modo più realistico e soprattutto più positivo. Soprattutto,

---

2 Susan Albers. 50 modi per vincere la fame nervosa. Ed. Macro. ISBN-10: 8893191458. https://www.amazon.it/50-modi-vincere-fame-nervosa/dp/8893191458.

quando rileggi quanto hai scritto dopo qualche giorno, quando magari hai una maggiore serenità mentale.

Qualche consiglio per scrivere
Pianifica di scrivere ogni giorno alla stessa ora e inizia scrivendo una o due note al giorno.
Scrivi senza preoccuparti delle correzioni (libera associazione) e per ogni voce che inserisci nel tuo diario, fai un resoconto delle tue emozioni relative al passato (ieri mi sentivo...), presente (oggi ho la sensazione che…) e futuro (domani vorrei sentirmi…).
Su internet puoi trovare alcuni siti per tenere il tuo diario online. Di seguito riporto 3 step che, se seguiti ogni giorno, ti permetteranno di tenere il tuo diario in maniera efficace e di utilizzare al meglio la terapia narrativa.

Step n. 1: inizia a scrivere le tue emozioni.
Ecco alcuni suggerimenti che ti daranno qualche idea per partire, se all'inizio non sai come fare:

- La cosa peggiore di questa situazione è ...
- Tre aggettivi che meglio descrivono come mi sento in questo momento sono ...
- Il motivo per cui mi sento questa emozione è ...
- Quando mangio, mi sento ...

Step n. 2: stimola il pensiero positivo
Dopo aver terminato con il primo step e aver messo nero su bianco i tuoi pensieri passati, presenti e futuri, scegli una delle seguenti affermazioni e inizia scrivere qualche riga a proposito di:

- Un momento positivo o divertente nella tua vita.

- Un momento in cui ti sentivi in pace o provavi una calma intensa.

- Una occasioni in cui ti sentivi in completo relax.

- Un giorno in cui hai avuto un forte spirito di avventura, ad esempio quando hai provato a fare qualcosa di nuovo, come andare a fare immersioni subacquee.

Step n. 3: aggiungi un po' di saggezza ai tuoi pensieri

Approfitta dello stato d'animo positivo che hai raggiunto durante lo step precedente e inizia a riconsiderare i pensieri e i sentimenti che hai riportato durante il primo step in un modo diverso. Fai uno sforzo per avere una visione più realistica della tua vita: stai esagerando i tuoi sentimenti in senso negativo? Pensa a come puoi ricreare le sensazioni positive più spesso.

Strategia n. 2: Sfrutta gli altri 4 sensi

Per calmare la tua mente non hai necessariamente bisogno di mangiare qualcosa. Puoi utilizzare gli altri quattro sensi in molti modi diversi. Vediamo come.

Odorato

Una prima, buona idea è l'aromaterapia. Compra degli aromi o l'incenso e crea un ambiente profumato in casa o mentre ti fai il bagno. Acquista profumi gradevoli e dei diffusori, specialmente in camera da letto. Profuma ogni stanza con aromi sempre diversi.

Vista

Anche la vista può regalarti piacevoli sensazioni che aiutano la tua mente a rilassarsi. Guarda un bel video su YouTube o un video delle tue ultime vacanze. Guarda delle immagini che ti piacciono: foto di amici e familiari, foto di paesaggi, foto di posti che ti piacerebbe visitare. Guarda i quadri che hai in casa, come se tu fossi in un museo. Se non hai dei quadri puoi appendere delle foto.

Tatto

Accarezzare il tuo animale domestico o un peluche, è un'azione che ti regala sensazioni piacevoli che ti aiutano a rilassarti. In alternativa, puoi fare un bagno caldo o una sauna. Quando hai finito, pratica l'auto-massaggio, online trovi alcuni esempi di come fare. Infine, avvolgiti in una coperta, e/o acquista uno strumento elettrico per riscaldare i piedi. Un'idea pratica e efficace è quella di comprare un pupazzo antistress da strizzare quando senti il nervosismo aumentare.

Udito

Ascoltare musica rilassante o che ti aiuta a svagarti è un ottimo modo per scaricare la tensione di una giornata pesante. Puoi anche ascoltare un audiolibro o un podcast che si usa per imparare un argomento nuovo (ad esempio per imparare le lingue). Ne trovi diversi su Spotify.

Acquista una fontana zen da interno poco costosa e usala per creare un suono rilassante. Infine, se puoi, isolati per mezz'ora dal mondo esterno con dei tappi per le orecchie.

Strategia n. 3: Trova qualcuno con cui condividere il reciproco conforto

Scegli un amico o un'amica che sia in grado di ascoltarti e di parlare con te senza giudicarti. Accordatevi per potervi chiamare quando si presenta un episodio di fame nervosa. Eventualmente potete scegliere una parola in codice per segnalarvi reciprocamente quando avete bisogno di aiuto.

Invita questa persona ad incoraggiarti ogni tanto e in maniera spontanea tramite e-mail o un messaggio vocale. Cerca anche tu di ascoltare in modo attento e concentrati su tutto ciò che l'altra persona sta dicendo. Incontratevi regolarmente o almeno chiamatevi al telefono con regolarità. Impostate dei limiti: è ok dire di no quando non riuscite a essere disponibili.

Datevi dei feedback reciproci su come vi state comportando in questo percorso per mangiare in maniera più consapevole, e utilizzate la tecnica del "sandwich": iniziate con un commento positivo (é ottimo che non hai mangiato zucchero ieri), continuate con dei consigli specifici (se vuoi continuare così puoi provare a preparare un dolce senza zucchero usando questa ricetta) e concludete con un messaggio incoraggiante (se vai avanti così, presto riuscirai a stare senza lo zucchero).

Premiatevi e celebrate i vostri cambiamenti positivi insieme.

Se nessuna persona che conosci è adatta a fare questo percorso insieme, puoi anche trovare un amico di penna o unirti a un gruppo di supporto virtuale online.

Altri consigli

Ecco altre idee che ti aiuteranno a distrarti dal senso di fame:

- Fai acquisti comprando articoli economici.
- Fai volontariato per una ONG.
- Lavora a maglia o all'uncinetto, fai bricolage o artigianato.
- Fatti una risata. Leggi, guarda, ascolta, pensa qualcosa di divertente.

Le tecniche qua sopra indicate rappresentano la tua "scatola degli attrezzi", tienile a portata di mano e utilizza quella più consona alle varie situazioni.

Rivitalizza il tuo metabolismo

Avere un metabolismo attivo è fondamentale per riuscire a perdere peso e per restare in salute. Il modo migliore per accendere il metabolismo è quello di avere uno stile di vita attivo e di fare sport. Ricordo ancora quando sono riuscito a unire l'utile al dilettevole, facendo sport e mangiando senza nessun rimorso del cioccolato belga.

Come ho fatto?

Beh, la mia vita talvolta prevede dei viaggi tra Göteborg e Lodi. È un viaggio lungo e stancante, spesso devo fare un cambio di aereo ed è un momento dove sento che la fame nervosa inizia a manifestarsi.

Ma per fortuna che ho scoperto una cosa incredibile all'aeroporto di Bruxelles: i caricabatteria ecologici che si attivano pedalando! Giuro, quando li ho visti per la prima volta non ci credevo: non apprezzo molto la cyclette (preferisco correre negli spazi aperti, è molto più divertente), ma l'idea mi piaceva, era ecologica e mi permetteva di fare attività fisica e di tenere attivo il mio metabolismo.

E così la ricarica del cellulare con pedalata annessa è diventata una costante dei miei viaggi, e grazie a questo stratagemma posso allenarmi, accendere il mio metabolismo e mangiare senza nessun senso di colpa qualche cioccolatino belga!

In questo capitolo risponderò a una domanda che mi viene fatta frequentemente, ossia: "Come faccio a rivitalizzare il mio metabolismo?". Immagino che molte volte anche tu abbia pensato che il tuo metabolismo si sia in effetti fermato, o forse pensi addirittura che si sia fermato per sempre. Beh, non è così. Ci sono modi appunto per cercare di stimolare il proprio metabolismo e di dargli una spinta in avanti in modo da bruciare più calorie facilitando così la perdita di peso.

Purtroppo questo è uno di quei casi in cui è difficile non dover ricorrere all'attività fisica, perché per rivitalizzare il metabolismo, la prima mossa è quella di accrescere la massa magra, quindi prevalentemente la massa muscolare.

Il primo consiglio che ti dò è quello di aumentare la massa magra, perché è quella che brucia l'energia, gli zuccheri, e i grassi che assumi con l'alimentazione. Bruciare di più permetterà al tuo metabolismo di aumentare in efficienza. La cosa migliore da fare per aumentare la massa muscolare è iscriversi in palestra e fare esercizi di resistenza oppure fare esercizi a casa, ad esempio le flessioni e sollevare pesi.

Una cosa che ti suggerirei, se non hai così tanto tempo da dedicare all'attività fisica, è di installare sul tuo telefono una app che si chiama "7 Minuti", in inglese "7 Minute Workout" che ti permetterà in sette minuti al giorno di fare dell'ottimo e salutare esercizio fisico, anche di resistenza. Gli esercizi sono piuttosto intensi e questo ti permetterà senz'altro di guadagnare un po' di muscolo. I sette minuti sono davvero pochi quindi non hai nemmeno la scusa che non hai tempo, d'accordo? Puoi iniziare da subito a installare questa app e fare più esercizio fisico, oppure puoi andare qualche volta alla settimana in palestra per aumentare ancora di più la tua massa magra.

Un altro consiglio importante che dò spesso a chi mi chiede come poter stimolare un metabolismo che sembra essersi completamente o parzialmente addormentato, è quello di assumere più proteine. Questo avrà un effetto indiretto anche sulla massa muscolare, soprattutto se farai attività fisica. Noi italiani tendiamo ad assumere un sacco di carboidrati, siamo molto amanti della pasta, della pizza, ecc. Le proteine invece sono fondamentali sia perché ci aiutano a bruciare più energia ma soprattutto perché sono costituenti importanti della massa muscolare. Quali sono le fonti di proteine? Innanzitutto i legumi, che puoi aggiungere alle ricette di pasta, riso, miglio o di altri cereali (come ad esempio il cous cous) o simil-cereali come il grano saraceno o la quinoa. Sostituire una parte di cereali con una parte di legumi consente da un lato di consumare meno zuccheri e dall'altro di aumentare il consumo di proteine.

Un'altra fonte importante di proteine sono i latticini, in particolare il formaggio. Quest'ultimo purtroppo è stato spesso demonizzato, nonostante sia un alimento non solo buono ma anche molto salutare. Esistono infatti studi (tra cui anche i miei) che fanno vedere anche che non è un alimento così insalubre come molti vogliono far credere. Quindi, consuma tre piccole porzioni a settimana di formaggio (50-80 g), soprattutto quello stagionato, perché permette di assumere una elevata quantità di proteine di buona qualità oltre che di calcio, il quale rappresenta come sai un importante costituente delle tue ossa.

Inoltre, sconsiglio di eliminare completamente la carne, ma semplicemente di privilegiare quella bianca a discapito di quella rossa e di quella cosiddetta processata. Per carne processata si intende carne in scatola, salumi, ecc. Quindi, puoi consumare almeno un paio di porzioni a settimana di carne bianca, non eliminarla del tutto, e qualche volta puoi consumare anche la carne rossa.

In teoria, in commercio esistono anche le *whey protein* (proteine del siero del latte), che rappresentano un altro utile strumento per aumentare la massa magra. Un misurino al giorno, che dovrebbe corrispondere all'incirca a 10 g di proteine, sciolto in acqua o nel latte contribuiranno ad aumentare la tua massa magra. Cerca di prenderle in un periodo in cui stai facendo attività fisica e di sospenderle dopo qualche mese. A lungo andare possono dare disturbi gastrointestinali.

Una cosa che puoi fare infine, è consumare dei sostituti della carne, in modo da assumere proteine da fonte non solo animale ma anche vegetale. Ormai sul mercato ci sono moltissimi hamburger vegetariani, bistecche vegetariane e polpettine, non solo di soia, ma anche ad esempio di lenticchie e ceci che sono molto gustose!

Seguendo questi consigli sicuramente riuscirai ad aumentare l'introito di proteine, e questo contribuirà a rivitalizzare il tuo metabolismo.

Un altro consiglio che probabilmente avrai già sentito è quello di usare le spezie. Queste ultime aiutano a bruciare energia e danno una spinta ulteriore al metabolismo.
Esistono spezie di diverso genere, noi siamo abituati ad utilizzare noce moscata, ma ne esistono molte altre, come per esempio curcuma, curry, paprika, ecc. Ecco, fai buon uso delle spezie e vedrai che in cucina ti aiuteranno non solo a preparare dei piatti più saporiti, che tu e la tua famiglia mangerete più volentieri, ma che daranno anche una spinta al tuo metabolismo.

L'ultimo consiglio che voglio darti è quello di prenderti cura del tuo intestino. Spesso dietro a un metabolismo addormentato c'è un intestino che dorme. L'intestino è la porta di accesso dell'energia e dei nutrienti al nostro organismo, quindi è importante prendersene cura. Come? Consumando sempre fibra in abbondanza, quindi mangiando cereali integrali piuttosto che quelli raffinati, consumando verdure e legumi. Questo l'ho già ripetuto più di una volta. Quindi, ad ogni pasto assicurati di avere una porzione di verdure, e di aggiungerle anche ai piatti che cucini, che siano di carne, di pesce o di cereali e soprattutto, quando scegli questi ultimi, scegli quelli integrali.

Bere tanta acqua è importante per la salute dell'intestino. Parleremo di come aumentare i consumi di acqua nel capitolo relativo ai tre step per perdere peso. Un'altra scelta intelligente è quella di evitare gli zuccheri aggiunti come quelli dei dolci e delle bevande zuccherate, i quali sono veleno per l'intestino e soprattutto sono un pasto molto ghiotto per i batteri intestinali che causano flatulenza e gonfiore. Quindi, stai il più possibile alla larga dagli zuccheri aggiunti.

Assumi probiotici. I probiotici che consiglio sono quelli che contengono sia Lattobacilli che Bifidobatteri, quindi entrambe queste specie, e soprattutto che contengano un numero di cellule superiore a 10 miliardi. Vedrai che sul mercato moltissimi prodotti non rispettano queste due regole, molto spesso dovrai combinare due probiotici diversi oppure due capsule dello stesso probiotico per poter avere le due specie di batteri ma anche un numero di cellule sufficiente.

Ricapitoliamo quindi i quattro consigli che ti ho appena dato: aumenta la massa magra con l'esercizio fisico, assumi quantità sufficienti di proteine, fai uso delle spezie in cucina e prenditi cura del tuo intestino e vedrai che il tuo metabolismo riprenderà finalmente a funzionare.

Perdere peso in 3 step

"Conosci il programma TV "Vite al limite"? Racconta le storie di tante persone che hanno problemi alimentari gravi (in genere un mix di malnutrizione, problemi alla tiroide e problemi psicologici), che provano a perdere peso e riguadagnare autostima e maggiore controllo sulla loro vita. Il medico che li segue, il Dottor Nowazaradan, promette di effettuare l'intervento di by-pass gastrico che può permettere loro di riprendere il controllo della loro vita, ma a una condizione: un grande dimagrimento in poco tempo, che è anche una prova della loro forza di volontà.

Alcuni pazienti riescono in questa impresa, mentre in altri casi non c'è nulla da fare. Quello che mi ha impressionato del programma sono le storie dei protagonisti, e la loro determinazione nel voler cambiare vita. Ricordo di un uomo che mangiava solo pollo fritto del McDonald's, con risultati disastrosi per la sua salute, e di una donna che praticamente mangiava solo gelato.

Queste due persone sono state in grado di perdere tantissimo peso in poco tempo.
Chiaramente non dovrai fare lo stesso, non sei in quelle condizioni, ma è possibile perdere peso rapidamente in pochi step, senza beveroni energetici e fantomatici integratori. Non sono il Dottor Nowazaradan, ma ho anche io i miei trucchetti…"

Dal fatto che hai acquistato questo libro, scommetto che hai già fatto svariati tentativi per perdere peso e non ingrassare più. Probabilmente avrai fatto dell'esercizio fisico ogni giorno per diverse ore alla volta con la speranza di poter indossare la taglia di vestiti più piccola o per poter finalmente indossare quel costume da bagno. Forse hai mangiato porzioni sempre più piccole, o hai dovuto dire basta a certi cibi che contengono carboidrati o grassi, nella speranza di perdere peso e sentirti meglio.

Se hai provato tutte le diete, il digiuno, esercizi estremi o un qualsiasi altro modo per perdere peso ma sulla bilancia le cifre sono sempre le stesse, è dovuto al fatto che probabilmente hai ignorato la più semplice soluzione per perdere peso che è quella di mangiare cibi sani che danno al tuo corpo ciò di cui ha bisogno per nutrirsi. Non piccole porzioni di cibo, ma solo porzioni adeguate di cibo salutare.

Molte persone pensano che devono intraprendere azioni drastiche per perdere chili. E in genere rimangono sorpresi di scoprire che ci sono solo 3 semplici mosse che bisogna fare per perdere il peso in eccesso e non rimetterlo più.

Dopo tutto c'è l'industria del profitto che specula incoraggiando l'uso di pillole dimagranti per perdere peso o di passare a una dieta scorretta. Le persone e le aziende che promuovono la perdita di peso con questi metodi guadagnano molti soldi con i loro programmi. Ma il fatto è che la perdita di peso che loro suggeriscono è solo momentanea, semmai ci sarà. Il che significa che dopo un po' il peso sulla bilancia ritornerà a salire e la speranza di riperdere peso porterà a seguire di nuovo questi "sedicenti" metodi alla ricerca di nuove soluzioni che puntualmente non porteranno a nulla. Chi fa così spreca soltanto tempo e denaro.

Io credo proprio che tu puoi e devi perdere peso diversamente. Credo che quando tratti il tuo corpo con rispetto, il che significa di non farlo sentire privato di qualcosa o di non usare misure drastiche, tornerai in maniera naturale al tuo peso forma e lo stesso succederà alle funzioni del corpo.

3 semplici mosse per perdere peso

Le tre mosse che devi fare per perdere peso e non rimetterlo più, sono mosse che rispettano il tuo corpo. Sono azioni facili da intraprendere, una volta che le conosci.

Il corpo umano se sa che se ci prendiamo cura di lui, si prenderà cura di noi in maniera meravigliosa. Se ti alimenti in modo da tenerlo idratato secondo quello di cui ha bisogno, riprenderà il suo equilibrio naturale e ci guadagnerai in salute.

Per perdere peso, non c'è davvero alcun bisogno di morire di fame o di fare esercizi estenuanti. Hai semplicemente bisogno di fare queste tre cose: mantenere un buon livello di sazietà, fare buone scelte alimentari sane e avere abbastanza acqua nel tuo corpo per fare in modo che il tuo corpo torni a funzionare in maniera ottimale.

La mia strategia per la perdita di peso non si concentra su una drastica restrizione calorica. Sono favorevole a una lieve riduzione delle calorie ma ci sono altre cose importanti da tenere in considerazione. La perdita di peso arriva quando consumi una quantità adeguata di calorie, che però sono meno di quello che attualmente stai assumendo. Certe calorie sono associate a molti nutrienti importanti. Ho visto centinaia di persone perdere peso senza sentirsi deprivati. Queste persone hanno imparato a scegliere gli alimenti che fanno veramente la differenza in positivo nell'alimentazione e nella funzione corporea. Hanno scoperto quali cibi evitare perché non forniscono nutrimento al corpo. Questo è un enorme passo verso la perdita di peso. Quando il corpo ottiene ciò di cui ha bisogno, funziona meglio, il peso rimane stabile, e il desiderio di cibo scompare.

Io non credo nelle diete estreme. Sono arrivato a credere che seguire le regole della dieta mediterranea sia il modo migliore per perdere peso e non ingrassare più. Sono giunto a questa conclusione dopo molti anni di ricerca e di studio mirato su questo modo sano di alimentarsi.

Ora che sai un po' di più sul mio approccio alla perdita di peso, entriamo più nel dettaglio delle tre mosse da fare per perdere peso e non rimetterlo più.

Aumenta la sazietà
Il primo passo per perdere peso senza fare esercizio fisico o senza fare una dieta scialba è quello di aumentare la sazietà con cibi sani in quantità tale da lasciare al corpo il senso di pienezza fino a che non chiederà altro cibo. Questo passaggio deve essere fatto per

tutti i pasti, compresa la prima colazione, il pranzo, la cena e anche gli spuntini.

Quando scegliamo i cibi giusti e li mangiamo in quantità che saziano il nostro corpo, quest'ultimo si sentirà soddisfatto e non richiederà più cibo fino al prossimo pasto. Imparerai a conoscere quando il tuo corpo ti sta dicendo che ha bisogno di un altro pasto. Il più delle volte, quando mangiamo alimenti che soddisfano il fabbisogno corporeo di proteine, carboidrati complessi, fibre e grassi sani fino al punto di sazietà, non sentiamo il desiderio di altro cibo e ci sentiamo abbastanza soddisfatti da non mangiare troppo.

Il sistema di sazietà del nostro corpo è abbastanza intuitivo e brillante. Quando gli prestiamo attenzione, ossia quando impariamo a notare quando il nostro stomaco sta chiedendo del cibo e quando ci segnala che è pieno, mangeremo naturalmente solo ciò che è necessario per il nostro nutrimento. Quando mangi cerca di prestare attenzione alla tua reale sensazione di fame e al reale senso di pienezza, stai agendo consapevolmente, e assumerai soltanto le calorie necessarie per vivere. Questo significa che non metterai su chili di troppo. Una strategia fondamentale per perdere peso è imparare ad ascoltare il proprio corpo.

Ogni volta che pensi di avere fame, chiediti: "Voglio mangiare solo perché è ora di pranzo o di cena?" Rifletti: "Ho davvero fame oppure ho solo bisogno di un po' di acqua?" Considera se ti stai annoiando e sei alla ricerca del piacere del cibo. Quando hai veramente fame, lo stomaco inizia a brontolare e si sentirà vuoto.

Il brontolio della fame non è solo un suono dovuto alla digestione. È una sensazione reale di vuoto che è nel tuo stomaco. Rimani senza cibo fino a che non senti questa sensazione, quando la inizierai a sentire capirai di cosa si tratta. Questo è il momento in cui dovresti mangiare. Se ti stai chiedendo se per caso hai davvero fame, cerca di distrarti. Vai a fare una passeggiata, fai le faccende, leggi, o fai qualsiasi altra cosa. Se non puoi concentrarti sulle cose da fare perché lo stomaco continua a brontolare, significa che hai fame e hai bisogno di cibo. Fai attenzione a non mangiare senza fare attenzione a ciò che fai.

Una cosa fondamentale da ricordare quando si tratta di sazietà è che alcuni alimenti ci soddisfano e altri no. Ci sono alcuni alimenti, come quelli preparati con farine raffinate o un sacco di ingredienti spazzatura, che non hanno abbastanza elementi nutritivi tali da darti la sazietà di cui hai bisogno. Certo, fisicamente riempiono lo stomaco. Ma non contengono le necessarie vitamine, i minerali, le proteine, i carboidrati, le fibre, e i grassi sani per dare al nostro corpo il nutrimento e l'energia di cui ha bisogno. Il che significa che potresti avere appena mangiato un pasto abbondante, sempre parlando di un pasto nutrizionalmente vuoto, ma ben presto avrai di nuovo fame.

Quindi, come fare a fornire al nostro corpo ciò di cui necessita in modo da sentirci soddisfatti? Come possiamo fare affinché il nostro corpo abbia le sostanze nutritive necessarie per funzionare e non desiderare altro cibo? Facciamo in modo che i pasti che mangiamo contengano proteine, carboidrati complessi, fibre e grassi sani. Prestiamo attenzione che in esse non ci siano troppi zuccheri o farine raffinate.

Per una dieta sana, è meglio se si utilizzano alimenti di origine vegetale, cibi integrali che sono ricchi di proteine, carboidrati complessi, fibre e grassi sani per il cuore. Si tratta di alimenti della dieta mediterranea che comprendono elementi di origine vegetale come frutta, verdura, noci, semi e legumi. Questi alimenti contengono nutrienti essenziali di cui il corpo ha bisogno per aumentare la sazietà e funzionare correttamente.

Ricorda che quando mangi alimenti sani sentirai i segnali della fame nello stomaco ogni due o tre ore. Quando avverti questi segnali della fame, dovresti mangiare un pasto che fornisce le sostanze nutritive importanti di cui abbiamo già parlato. Il pasto deve contenere i cibi che ho citato prima (legumi, verdure, ecc.), una cosa facile da fare quando si dispone di alcune ricette per poterli assumere (questo libro contiene diverse ricette utili e gustose).

Quando inizierai il tuo viaggio verso la sazietà, vedrai che il tuo corpo risponderà positivamente al cibo che gli stai dando. Sarai certamente felice di provare che la scelta saggia di scegliere calorie nutrienti significa che non ne devi mangiare troppe. Vedrai come sentirai lo stomaco pieno e soddisfatto, e noterai che perderai peso, anche quando sembra che stai mangiando di più. Il tuo corpo ha cominciato a autoregolarsi. Ne sarai entusiasta!

Ho intenzione di darti alcuni esempi reali di pasti che puoi mangiare per sentirti sazio: prima devo dirti che è importante mangiare lentamente per permettere al corpo di avere tempo di lavorare ciò che sta assumendo. Non ingozzarti buttando del cibo in bocca. Se lo fai ti troverai a mangiare più velocemente di quanto il tuo corpo riesca a digerire e mangerai troppo. Una buona regola è quella di tenere il passo con la persona più lenta a tavola. Se nessuno sta mangiando lentamente, tu puoi essere colui che mangia più lentamente. Quando mangi, assapora ogni boccone, nota il suo sapore e la consistenza, e mastica quanto basta per favorire la digestione.

Inizia con una colazione sana e saziante
Quando stai mangiando per aumentare la sazietà, ci sono colazioni sane e specifiche cui puoi far riferimento. Io consiglio di consumare una colazione che offra una combinazione di proteine, carboidrati complessi, fibre e grassi sani. Questo tipo di colazione si può avere facilmente con una ciotola di latte vegetale, o dello yogurt senza zuccheri aggiunti, insieme a frutta fresca e muesli, anch'esso senza zuccheri aggiunti.

A seconda di come preparerai il tuo yogurt, potresti essere in grado di arrivare fino all'ora di pranzo senza spuntini. Altrimenti, se non ci riuscirai va bene comunque. In base a come è la tua prima colazione a base di yogurt, la scelta di frutta e muesli aiuterà a determinare se avrai bisogno di un piccolo spuntino prima di pranzo. Quando mangi lo yogurt, consumalo lentamente e presta attenzione alle reazioni del tuo corpo. Mangia solo fino a quando avverti il senso di pienezza. Ho notato inoltre che lo yogurt greco fa sentire più sazi di altri yogurt. Attenzione però che è anche molto grasso!

Quando scegli uno yogurt, opta per uno che non contenga un sacco di zucchero. Scegli uno yogurt naturale che non abbia nessun colorante o aromi artificiali. Quando scegli la frutta da mettere nel tuo yogurt, usa frutta come il melone la cui consistenza acquosa rende lo yogurt meno denso in bocca, che a volte significa che non c'è bisogno di mangiarne tanto per sentirsi pieni.

Il muesli che sceglierai dovrà contenere cereali integrali, noci, frutta secca e zero zuccheri aggiunti. I cereali integrali e la frutta secca del muesli ti daranno tutti i nutrienti necessari per dare energia al tuo corpo. Molte persone sono riluttanti a mangiare frutta secca (noci, mandorle, ecc.) perché la ritengono calorica e grassa. Per favore, almeno tu, non stare lontano dalla frutta secca. Aggiungine un po' al tuo muesli o allo yogurt. La frutta secca non è un problema per la perdita di peso, perché ne stai mangiando solo una quantità moderata. Il tuo corpo ha bisogno di proteine, fibre, carboidrati complessi e grassi sani che la frutta secca fornisce. La frutta secca fa bene ai bambini e ai ragazzi. Contiene grassi, ma non fa ingrassare a meno che non ne mangi di più rispetto alla quantità di cui il tuo corpo ha bisogno.

Come linea generale, consiglio alle donne di mantenere la loro assunzione di frutta secca giornaliera tra i 20 o 30 grammi. Gli uomini possono mangiare circa 30 a 40 grammi di frutta secca al giorno.

Inizia gli altri pasti con un'insalata saziante

Quando mangi gli altri pasti della giornata, ti suggerisco di iniziare con una grande insalata di verdure. È probabile che sentirai lo stomaco pieno dopo averla mangiata, il che significa che il tuo stomaco non avrà altro spazio per tonnellate di altri alimenti. Questo è un ottimo modo per essere sicuri di aver mangiato le verdure e trattenersi dal riempirsi la pancia con alimenti molto più calorici.

Quando prepari l'insalata da mangiare all'inizio dei tuoi pasti, è necessario assicurarti che contenga verdure diverse dalla semplice lattuga. Aggiungi verdure croccanti come i peperoni o i finocchi. Dovresti anche includere alcune fonti di proteine sane e fibre come semi, pinoli, uvetta, bacche di Goji, mandorle affettate, noci tritate, semi di sesamo, verdure dure come sedano e carote. Lo scopo di questi ingredienti è quello di aumentare la sazietà incoraggiando la masticazione, il che dà al corpo il tempo per elaborare le calorie che assumi.

Sostituisci i carboidrati ad alto indice glicemico con grassi sani

Il secondo passo per perdere peso e mantenerlo è ridurre l'assunzione di carboidrati ad alto indice glicemico (soprattutto gli alimenti ricchi di zucchero), facendo sostituzioni intelligenti. Credo che i carboidrati da fonti raffinate come pane bianco, pasta e riso non integrali, oltre che i dolci, debbano essere consumati in modo limitato. Altri carboidrati complessi, come pane integrale e pasta, dovrebbero essere consumati in moderazione in modo che ci sia spazio nella dieta per altre proteine, grassi e cibi ricchi di fibre che sono importanti come i legumi, semi e le noci.

Se la tua dieta è appesantita da carboidrati veloci come quelli contenuti nei biscotti, nelle torte, nelle bibite gassate e nei dolci, ci sono alcuni trucchi che puoi utilizzare per ridurre l'assunzione di carboidrati. È possibile dimezzare la quantità di pasta, pane, riso che normalmente consumi e mangiare più verdure. Ai miei clienti fornisco sempre sorprendenti ricette ricche di verdure saporite e ne troverete molte anche in questo libro. Spesso, dopo aver cucinato i loro pasti con le mie ricette, molti ammettono che le verdure sono ora i loro cibi preferiti.

Per quanto riguarda la pasta, il pane, il riso, fa in modo di non mangiarne più di 50-80 grammi a pasto. Questo è già troppo e probabilmente ti sentirai troppo pieno per mangiare altri alimenti di cui hai bisogno. Inoltre, può essere utile variare le fonti di carboidrati, se hai l'abitudine di mangiare sempre e solo riso e frumento. Un'idea originale è quella di provare la quinoa. La quinoa una fonte sana di carboidrati e proteine nobili, ottima per preparare insalate, zuppe, e stufati. Le mie ricette ti mostreranno come usare questo alimento per soddisfare correttamente il tuo fabbisogno di carboidrati.

Un altro modo in cui puoi ridurre moderatamente l'assunzione di carboidrati è quello di sostituire la metà della tua razione di pasta, pane, riso con legumi ricchi di proteine e grassi provenienti da cibi vegetali. I legumi sono meravigliose fonti di proteine e sono fonti importanti di fibra. Rappresentano un buon complemento ai cibi ricchi di carboidrati con i quali dovresti consumarli. È bene sostituire parte dei cibi ricchi di carboidrati con cibi ricchi di grassi che fanno bene al cuore come frutta secca, semi e avocado. Così facendo darai al tuo corpo quel sano equilibrio di nutrienti di cui ha bisogno per il suo corretto funzionamento.

Bevi con astuzia

Ora è il momento di parlare della mia terza mossa per perdere peso. La terza mossa che suggerisco a chiunque voglia perdere peso, e mantenerlo, è quella di bere in maniera più saggia. Per perdere peso, è necessario bere più liquidi; in particolare, è necessario bere liquidi sani come l'acqua. Ed è necessario togliere le bevande che non ti aiutano.

Gli italiani non bevono abbastanza e per perdere peso l'acqua è fondamentale. Invece, ognuno dovrebbe bere almeno otto bicchieri di acqua ogni giorno. Per rendere tutto più facile, ti consiglio di tenere una bottiglia d'acqua sulla scrivania se lavori in un ufficio. In alternativa, portala con te ovunque vai durante il giorno.

L'acqua è essenziale per il corretto funzionamento del corpo. Affinché il nostro apparato digerente, il sistema immunitario, e ogni altro sistema nel nostro corpo funzionino correttamente, abbiamo bisogno di rimanere idratati. Questo consente una corretta digestione di ciò che mangi e di ottenere importanti nutrienti in modo che il tuo corpo si senta soddisfatto e non abbia bisogno di più cibo.

Ti consiglio quindi di introdurre delle routine quotidiane. Bevi un bicchiere alla mattina e uno alla sera, bevi le tisane al pomeriggio oppure la sera, bevi ai pasti. Non è vero che l'acqua ai pasti è dannosa! Puoi anche utilizzare del succo di limone, del succo di lime per aromatizzare l'acqua. Bevi un sorso ogni volta che ti avvicini al lavandino per lavarti i denti, o per lavare i piatti e tieni una bottiglia d'acqua a portata di mano: in macchina se viaggi molto o sulla scrivania se lavori in ufficio. Puoi anche installare sul cellulare una app che ti ricorda quando devi bere (ad esempio, "promemoria acqua").

Mentre l'acqua pura è essenziale per il corretto funzionamento del corpo, puoi aiutare il tuo corpo a ottenere abbastanza acqua anche tramite tisane e frutta. Ce ne sono molte sul mercato in questo momento che sono molto saporite. L'importante è non aggiungere zucchero.

Visto che stiamo parlando di bevande, voglio sottolineare che l'alcool è una bevanda che si dovrebbe consumare con moderazione. Per perdere peso, è necessario limitare il consumo di bevande alcoliche a solo due bicchieri al giorno. E, al momento di scegliere le bevande alcoliche, evitare quelle in cui ci sono zuccheri aggiunti, come nel caso di molti cocktail, soprattutto quelli analcolici. Prova anche i sostituti analcolici della birra, ormai sul mercato ce ne sono anche di ottima qualità e di buon gusto.

Ci sono un paio di ultimi punti che vorrei menzionare. Il primo è che una moderata quantità di succo di frutta e verdura ogni giorno può aiutare. Frutta e verdura contengono naturalmente acqua e viene passata nei loro succhi. Un altro punto da ricordare è che i frullati a base di frutta e verdura sono ottime scelte per pasti leggeri e spuntini. I frullati contengono la frutta intera o la verdura, il che significa che si otterranno proteine e carboidrati.

In conclusione

Ed ecco che quindi il gioco è fatto. Queste sono le tre mosse per perdere peso facilmente, senza doversi privare di nulla, senza sforzi eccessivi:

1. Aumenta il livello di sazietà;
2. Sostituisci una parte di carboidrati raffinati con grassi sani;
3. Bevi con astuzia.

Per riassumere, perdere chili e non riprenderli per molto tempo è semplice quando si aumenta la sazietà, e si scelgono cibi ricchi di nutrienti da mangiare solo quando hai veramente fame. Questo passo dovrebbe essere accompagnato da una riduzione di cibi raffinati fonte di carboidrati veloci, sostituendoli con alimenti ricchi di grassi sani. Infine, per perdere peso, è necessario prestare attenzione all'assunzione di liquidi bevendo una quantità adeguata di acqua e tagliando le bevande non salutari. Quest'ultimo passo è molto importante per la perdita e il mantenimento del peso. Hai davvero bisogno di bere un sacco di acqua.

Infine, vorrei offrirti l'opportunità di perdere peso con me tramite un consulto individuale durante il viaggio che ti porterà verso la perdita di peso e nel viaggio verso la tua salute. Offro ai miei clienti un percorso salutistico guidandoli tramite incontri in studio, intervallati da consigli via e-mail e assistenza continua via WhatsApp, e ricette per farli mangiare in maniera sana, semplice e divertente. I miei clienti amano soprattutto le mie ricette che sono pensate anche per le famiglie con bambini. Se pensi che ti piacerebbe avere un terapeuta personale a tua disposizione, dal quale ricevere ulteriori suggerimenti per stare in salute e su come evitare le tentazioni alimentari, contattami[3]. Sono qui per aiutarti a ottenere, e mantenere, un'ottima salute attraverso una perdita di peso naturale, ottenuta mangiando sano anche se conduci una vita frenetica.

---

3 Puoi utilizzare il modulo di contatto che trovi sul mio sito: https://www.gianlucatognon.com/it/contatti/

Tre segreti per introdurre routine sane nella tua vita quotidiana

Sono una persona molto metodica, e ormai nel corso del tempo ho stabilito delle "routine" che eseguo quotidianamente senza nemmeno pensarci. Ormai fanno parte di me, e mi sento strano se non le compio tutti i giorni. Introdurre delle routine è una strategia molto utile per perdere peso e avere una vita migliore, come per esempio fare degli esercizi di cardio tutti i giorni, o bere acqua e tisane prima di dormire, o mangiare frutta nelle pause tra un lavoro e l'altro.

Alcuni atleti di fama olimpica hanno delle abitudini molto interessanti, che hanno inserito nella loro vita e che possono portare a eccellenti risultati. Ad esempio, la tuffatrice Kassidy Cook ha aggiunto una pratica molto particolare alla sua routine di allenamento: la sera prima della gara fa un bagno in una vasca completamente piena di ghiaccio. Non si tratta di un rito scaramantico, ma ha uno scopo ben preciso: riposare i tessuti delle gambe e rafforzarli per essere pronti a saltare ancora il giorno dopo.

Non voglio dire che devi fare un bagno nel ghiaccio, ma cerca di ritagliarti del tempo per fare riposare il tuo corpo. Il riposo non avviene solo quando si dorme. È necessario staccare durante la giornata. Non siamo macchine.

Il grande tennista Djokovic ha una routine mattutina davvero interessante: un bicchiere di acqua a temperatura ambiente, poi miele, muesli per colazione, noci, semi, olio di cocco e latte. Si tratta di una colazione studiata dai suoi preparatori atletici per massimizzare le sue prestazioni. Insieme possiamo studiare un piano alimentare adatto per le tue esigenze, anche se non devi vincere Wimbledon!

Usain Bolt, l'uomo più veloce del mondo, ha un regime di allenamento molto rigoroso e una dieta studiata nei minimi dettagli. Tuttavia, quello che fa davvero la differenza è la qualità del suo sonno. Bolt dorme molto, andando sempre a dormire alla solita ora. In questo modo il suo corpo ha modo di rigenerarsi e di riposarsi.

Non smetterò mai di sottolineare l'importanza del sonno. Cerca sempre di andare a letto alla solita ora e di non fare strappi a questa regola, se non in poche occasioni.

Anche il fuoriclasse della Juventus, Cristiano Ronaldo, è un fanatico cultore del suo corpo. Ronaldo mangia praticamente ogni due ore, con pasti progettati per massimizzare la sua prestazione atletica; ha una tabella di sonno studiata per le sue esigenze (una serie di pisolini spezzati), e non salta mai una sessione di allenamento, anche a notte fonda.

Non devi necessariamente seguire questo stile di vita, ma è importante che tu abbia la stessa determinazione. Se modifichi la tua dieta o inizi a fare allenamento costante, rispetta la nuova routine che hai scelto.

Questi sono campionissimi dello sport, invece quali sono le tre routine che posso suggerirti e che puoi mettere in pratica immediatamente?

Eccole!

Una delle cose più importanti se vuoi perdere peso o semplicemente imparare ad alimentarti in maniera più sana, è fare in modo che certe buone abitudini diventino una routine. Questo è più semplice a dirsi che a farsi, ecco perché in questo capitolo voglio darti dei consigli per trasformare nuove abitudini sane in routine che entreranno progressivamente e in maniera stabile nella tua vita, senza neanche accorgertene.

Il primo consiglio che voglio darti è quello di guardare intanto uno dei video che ho pubblicato sul mio canale YouTube dal titolo "Tre strategie vincenti per aumentare l'autodisciplina"[4]. Il tema dell'autodisciplina è fondamentale perché essere più disciplinati aiuta a mettere in pratica più facilmente delle nuove, sane abitudini. Ricordati inoltre che prima di poter far diventare automatica una nuova abitudine ci vuole tempo, quindi non scoraggiarti perché ci vogliono almeno un paio di mesi affinché

---

4 Disponibile alla URL:
https://www.youtube.com/watch?v=AdYeP_Kh4io

una nuova pratica diventi effettivamente una routine. Con il tempo ci riuscirai sicuramente.

Iniziamo quindi con i miei consigli per introdurre delle routine sane nella tua vita quotidiana. Il primo di questi è quello di darti un obiettivo. Ad esempio consumare un'insalatona saziante all'inizio del pasto come ti ho consigliato nel capitolo precedente. Prendiamo quindi la nostra bella insalatona "smart" come esempio. Intanto è importante dire che si tratta di un esempio specifico, perché stiamo considerando l'idea di inserire un'insalatona fatta in un certo modo all'inizio di almeno un pasto ogni giorno. Un esempio di un obiettivo non specifico sarebbe stato aumentare il consumo di verdura. Meglio essere precisi e darsi un obiettivo specifico e misurabile, l'insalatona, fatta come ho descritto in questo libro, all'inizio di un pasto ogni giorno. Per cominciare quindi, potresti introdurre questa abitudine 2-3 volte alla settimana e aumentare gradualmente ogni settimana fino ad arrivare a farlo tutti i giorni.

Questo è, quindi, il primo consiglio: hai appena stabilito un obiettivo specifico e lo vuoi raggiungere gradualmente.

Il secondo consiglio è munirti di un piano d'azione. Qualunque buon proposito non diventerà mai realtà se non hai un piano per metterlo in pratica. Torniamo all'esempio dell'insalatona. Devi organizzarti in modo da acquistare ad esempio tutte le settimane la cassetta di verdura oltre a noci, pinoli, semi, insomma gli ingredienti che ho citato nel capitolo precedente.

Successivamente, fissa un giorno della settimana in cui sai che hai abbastanza tempo per andare al supermercato oppure al mercato, fai la spesa e compra la cassetta di verdura e gli altri ingredienti. Vai con una bella lista in modo che ci sia scritto quello che devi comperare e in questo modo questa cosa diventa più facile. Se sai già che non avrai tempo ogni settimana per andare a comprare le verdure fresche, puoi ad esempio organizzarti per farti mandare una cassetta a casa. In alternativa, puoi incaricare un familiare, un parente, un amico, magari andando una settimana a turno a fare la spesa per entrambi. Perfetto, ora hai un piano.

Ed eccoci quindi al terzo consiglio, molto importante: anticipa eventuali problemi nello svolgimento del tuo nuovo piano. Quindi, per continuare con l'esempio dell'insalatona, abbiamo detto che ti organizzerai per andare a fare la spesa una volta a settimana oppure per fare l'ordine o incaricare un'altra persona. Capiterà senz'altro che qualche cosa andrà storto, ad esempio non avrai tempo una certa settimana di andare a fare la spesa Assicurati in quel caso di avere un "Piano B". Ad esempio, un amico a cui chiedere un favore, oppure una scorta extra di verdura a casa. Fai in modo di poter inviare rapidamente (ad esempio via email) la lista di alimenti che vuoi comprare all'amico a cui chiedere un favore così che il tuo piano B possa essere messo in pratica senza problemi.

Ricapitolando:

- fissa un obiettivo specifico da raggiungere gradualmente,

- preparati con un piano d'azione ma soprattutto,

- prepara un piano B in caso qualcosa vada storto.

Vedrai che riuscirai più facilmente ad introdurre nuove e sane routine nella tua vita quotidiana.

Ricorda: meglio darsi un obiettivo specifico, misurabile e facilmente raggiungibile in un certo intervallo di tempo. La tabella qui sotto riporta alcuni esempi di obiettivi specifici e misurabili, insieme a dei suggerimenti per un piano d'azione e delle alternative in caso di problemi.

Ogni qual volta infatti la nuova abitudine sarà finalmente entrata nella tua vita quotidiana come una routine, potrai darti un nuovo obiettivo e dotarti di un piano d'azione.

Obiettivo	Piano di azione	Piano B
Bevi mezzo litro di acqua in più al giorno (3-4 bicchieri in più).	Imposta un allarme sul cellulare che ti ricordi di bere acqua	Installa anche una app con notifiche visibili anche con la suoneria spenta
Riduci del 20% la porzione di pasta	Pesa la quantità che consumi e ricalcola il peso ridotto del 20%	Se ti stanchi di pesare, calcola il numero di porzioni per pacco di pasta e fai un segno sulla scatola

		ogni volta che la consumi.
Inizia a usare gli aromi in camera da letto per dormire meglio la notte.	Ordina su internet degli aromi da spruzzare sul cuscino la sera (ad esempio valeriana), calcola in quanto tempo all'incirca finirai il prodotto e segna nella tua agenda quando ricomprarlo per tempo	Ordinane due per volta, fatti una nota in agenda per non scordarti dei prossimi ordini.
Fai gli esami del sangue di controllo ogni anno	Scegli una data per te facile da ricordare e segna anche sul calendario/agenda. Tieni una lista sul tuo computer con gli esami da controllare. Trova un laboratorio dove fare gli esami.	Potresti non riuscire a fare gli esami nel caso di un imprevisto il giorno che hai segnato in agenda. Inserisci una seconda nota nell' agenda a una settimana di distanza, che ti ricordi di aver fatto gli esami.

3 consigli per migliorare la tua autodisciplina

Conosci Warren Buffet?

È un investitore americano, uno degli uomini più ricchi del mondo, venerato da generazioni di trader, le sue strategie sono studiate nelle università di economia e ogni sua azione è in grado di determinare il successo o l'insuccesso di aziende e nazioni.

Quest'uomo ha un potere incredibile nelle mani, e ne è consapevole. Ma nella sua vita non gli è mai stato regalato nulla, e Warren si è guadagnato ogni singolo centesimo con passione, studio e auto disciplina.

In cosa consiste la sua autodisciplina?

È molto semplice. Buffet studia attentamente il mercato, e applica lo stesso metodo per ogni azienda, senza mai fare eccezioni e senza affidarsi all'istinto. È un uomo di economia, abituato a maneggiare grandi somme di denaro. Lui sa che le persone possono ingannare, ma i numeri no.

Warren non cambia mai il suo metodo di lavoro, e ancora oggi studia attentamente il mercato alla ricerca di investimenti, a un'età in cui potrebbe andare in pensione e con così tanti soldi da non sapere come spenderli.

Perché faccio questo discorso? È semplice: Buffet è un genio, ma ha sempre avuto una grande disciplina, esaminando le cose con il suo sistema, senza mai prendere scorciatoie e senza mai commettere errori. Senza la sua disciplina avrebbe sicuramente guadagnato meno e perso del denaro in investimenti avventati.

La morale della storia è molto semplice: se non hai disciplina puoi avere talento e obiettivi ambiziosi, ma non riuscirai mai a portarli a termine.

Quante volte hai ripetuto, o pensato, questa frase? "Io non riesco a portare a termine niente perché non ho abbastanza auto-determinazione". Eccomi dunque a parlarti di un argomento che reputo fondamentale quando si cerca di perdere peso e soprattutto quando si desidera cambiare stile di vita: come aumentare il proprio livello di autodisciplina, ossia come essere più disciplinati nel riuscire a portare a termine gli obiettivi prefissati in modo da poter perdere peso. I consigli che ti sto per dare e che reputo importanti e utili per migliorare il tuo livello di autodeterminazione e autodisciplina, sono come al solito pratici e facili da applicare nella vita di tutti i giorni.

Partiamo dal consiglio n. 1: rimuovi le tentazioni. Se il tuo obiettivo è quello di mangiare meno dolci, introdurre meno calorie e meno carboidrati raffinati nella dieta e soprattutto meno alimenti calorici in generale, perché tieni in casa un sacco di tentazioni? La scusa più comune è che in casa ci sono i bambini. Forse a loro i dolci fanno bene? Abituali fin da piccoli a dei sapori dolci più naturali, prova ad esempio delle ricette per dolci fatti con la frutta. Per prima cosa quindi, smetti di comprare cibi dolci, ed elimina dalla tua casa tutti gli alimenti che sai già che non vuoi mangiare, come per esempio i cereali raffinati, le bevande zuccherate o gli alcolici. Non ti preoccupare, avrai occasione di assaggiare qualche dolce e un bicchiere di vino fuori casa. Subito dopo aver finalmente eliminato dalla tua casa cibi e bevande "ingrassanti", è opportuno rimpiazzare queste tentazioni con qualcosa di sano, frutta fresca, disidratata e secca, cocco al posto dei dolci, acqua aromatizzata e tisane alla frutta al posto delle bevande dolci e degli alcolici. Impara ad organizzarti almeno una volta a settimana, andando a fare la spesa in modo da avere sempre a portata di mano questi alimenti ed evitate quelli più dannosi. Nel capitolo precedente ti avevo già parlato di come introdurre routine sane, puoi usare le tecniche che ti ho insegnato. Quando vai a fare la spesa al supermercato, evita il reparto in cui ci sono tutti gli snack, tutti gli alcolici che ti piacciono e soprattutto i dolci: stai alla larga, ed evita le tentazioni anche in queste occasioni. Vai sempre a fare la spesa a stomaco pieno.

Applicando lo stesso principio, ti suggerisco anche di ragionare in termini di tentazioni che incontri la mattina e la sera quando ti rechi, ad esempio, al lavoro o a portare i figli a scuola. Quel negozio di pasticceria che ti presenta sempre una ricca vetrina di dolci, il pizzaiolo che vende la pizza al taglio, sono tutte tentazioni da evitare. Cerca di studiare il tuo percorso quotidiano in maniera da passare in zone dove questo tipo di "negozio tentatore" non c'é o comunque dove ci sono tentazioni non alimentari. Chissà che magari non riuscirai anche a camminare di più. E, se quel particolare negozio si trova proprio sul percorso più lungo, allora cammina sul marciapiede opposto.

Un'altra buona idea è quella di iniziare a frequentare negozi e ristoranti biologici e salutistici, un altro modo per esporti a prodotti più sani. Nei negozi biologici purtroppo ci sono anche molti dolci, ma magari ne troverai uno che ha anche molti altri prodotti più sani. Il concetto è quello di arricchire la tua vita con momenti in cui ti esponi ad ambienti diversi da quelli soliti come il supermercato che a Natale trabocca di panettoni, oppure il solito aperitivo nel bar che prepara 1000 e 1 tipi diversi di pizzette. Cerca di variare, in positivo, gli ambienti che frequenti e il mangiare più sano diventerà più facile. Lo stesso principio vale anche per le persone che frequenti. Puoi cercare su Meetup.com gruppi di persone che abbiano questa filosofia del mangiar sano. Probabilmente incontrerai molte persone vegetariane e magari anche vegane ma, anche se tu non appartieni a queste categorie, perché non allargare i tuoi orizzonti?

Consiglio n. 2. Può sembrarti controintuitivo, ma ti suggerisco caldamente di fare degli strappi ogni tanto. Sul mio canale YouTube puoi guardare un video che si chiama "Perché devi sgarrare anche quando sei a dieta[5]", in cui dò alcuni consigli per poter fare uno strappo alla regola anche quando si a dieta e si vuole dimagrire, spiegando perché è importante premiarsi ogni tanto, e come farlo senza avere conseguenze negative sul peso. Consiglio sempre un pasto libero alla settimana per poter mangiare un piatto gradito, come potrebbe essere la pizza, le lasagne, la fiorentina, quello che preferiscono. Quando poi c'è un

---

5 Perché devi sgarrare anche quando sei a dieta:
https://www.youtube.com/watch?v=q3MjIBVz8fA.

periodo di vacanza, ti puoi concedere qualche giorno in cui ti lasci un po' più andare, ad esempio durante le feste di Natale.

Il fatto di sapere di poter sgarrare ogni tanto, di poter avere una volta alla settimana la possibilità di mangiare una cosa che ti piace, psicologicamente ti mette in condizione di avere maggiore autodisciplina. Sai che di tanto in tanto, a intervalli regolari, puoi concederti anche qualche strappo e il sacrificio sembra minore.

Ti succederà comunque che, nonostante avrai programmato i tuoi strappi alimentari, nonostante una volta alla settimana avevi il tuo pasto libero, per un certo periodo non ce la farai a controllarti e mangerai parecchi dolci, oppure mangerai più del normale, e con poco auto-controllo. Questo di solito succede quando lo stress è troppo elevato, gli impegni sono diventati troppo ingenti, e hai perso il controllo della tua alimentazione. In questo caso è fondamentale imparare anche a perdonarti: se non ti perdonerai non riuscirai mai a tornare a comportarti in maniera disciplinata e ad avere uno stile di vita sano.

Quindi, preparati a mettere in conto dei periodi in cui non sarai proprio in grado di seguire uno stile di vita sano perché i tuoi impegni saranno troppo incombenti o comunque i tuoi problemi di salute, i tuoi problemi personali occuperanno tutto lo spazio nella tua vita e nei tuoi pensieri. Un periodo di debolezza non è la fine del mondo, errare è umano, diceva qualcuno, e senza sensi di colpa ti potrai rimettere "sulla retta via" e riprendere uno stile di vita più sano.

Il messaggio è che è importante non strafare, non cercare di eliminare tutti i dolci, le fonti di carboidrati, i formaggi e chi più ne ha più ne metta. Altrimenti riuscirai a mantenere questi propositi solo per breve tempo.

Parlando invece di strappi non alimentari, come sempre ti ricordo che puoi cercare soddisfazione ad esempio facendo degli acquisti, oppure concedendoti un'ora in più di tempo libero, coltivando le tue passioni. Quando il tuo cervello ti chiede cibo, spesso ti sta segnalando semplicemente che il tuo corpo necessita conforto e il cibo è la maniera più rapida per auto-confortarsi. Trova altre soluzioni. Di tanto in tanto potresti anche concederti qualche periodo "pazzo" in cui vai contro tutte le regole e affronti i tuoi impegni in maniera molto, molto più rilassata. Attenzione a non perdere il lavoro però!

Il consiglio n. 3 infine, riguarda l'essere più "mindful", ossia più coscienziosi e consapevoli. Non puoi essere una persona auto-disciplinata e non avere nessuna coscienza di quello che fai, è semplicemente impossibile! In particolare, essere più "mindful" quando mangi significa apprezzare meglio il cibo, notare e ammirare i colori dei cibi, fermarsi per assaporare il profumo di una pietanza prima di gustarla, in una parola, allargare il piacere di mangiare anche agli altri sensi, non solo al gusto.

Un modo per essere più coscienziosi e consapevoli è anche quello di sapere cosa si compra. Quando vai al supermercato, fermati a leggere le etichette e confronta fra di loro i prodotti. Scegli quelli che non contengono zuccheri aggiunti e additivi. Un passo importante per essere maggiormente auto-disciplinati a tavola, è sapere quello che si mangia. Inoltre leggi, documentati sui siti affidabili (come quelli delle autorità sanitarie) evitando i consigli dei nutrizionisti alla moda. Acquista libri su questo argomento (ad esempio i miei[6], piccola pubblicità!!). Fai un corso di cucina salutistica e approfondisci la tua abilità di preparare piatti gustosi anche con ingredienti semplici e sani. Una persona disciplinata è sì una persona determinata, ma anche e soprattutto una persona informata che conosce le motivazioni per le quali non vuole "sgarrare" troppo.

Dato che in questo capitolo ti ho parlato di quanto sia importante cercare di premiarsi e di trovare dei momenti per il relax, nel prossimo vorrei affrontare il tema delle vacanze, un momento in cui spesso ci si lascia andare un po' troppo con risultati anche piuttosto devastanti. Un po' come è successo al Signor F., del quale ti parlerò nel prossimo capitolo.

---

6 https://www.gianlucatognon.com/it/libri/

Prevenire l'aumento di peso in vacanza

Ero nel mio studio con il Signor F., il quale era un mio paziente da qualche mese e aveva raggiunto ottimi risultati. La sua dieta era migliorata molto e il suo corpo aveva mostrato ottimi progressi. Ma F. mi stava dicendo che per tre settimane non avrebbe potuto alimentarsi correttamente.

"Per quale motivo?" chiesi io.

"Ogni anno mi concedo tre settimane di vacanza a Cuba per rigenerarmi. Temo che in vacanza non potrò seguire alla lettera i suoi consigli. Sa com'è, ci si rilassa, ci si vuole divertire, qualche eccesso…"

"Beh, abbiamo già raggiunto ottimi risultati, uno strappo alla regola ci può stare, non sarà la fine del mondo. Lei sa bene cosa mangiare e cosa no. Basterà tenere a mente i consigli base e non ci saranno problemi," risposi. Dato che fino a quel momento F. aveva giovato delle mie indicazioni, non pensavo ci fosse chissà quale rischio legato alle vacanze. Avevo preventivato un piccolo aumento di peso, ma nulla di trascendentale, o che cancellasse mesi di impegno.

Ma mi sbagliavo. E alla grande.

Il Signor F. tornò da me dopo aver passato tre settimane a Cuba. Abbronzato, molto abbronzato.

E ingrassato. Molto ingrassato.

Non sto esagerando, aveva preso 20 kg in tre settimane!
I buoni propositi erano svaniti come nebbia al caldo sole dei Caraibi, feste, stravizi, alcool, avevano distrutto mesi di lavoro. Pensai che fosse rimasto chiuso tre settimane dentro a un supermarket, come in quel famoso film horror. Era l'unica spiegazione che mi veniva in mente.

"Dottore, mi sono lasciato andare. un pochino." Mi disse.

Ecco perché quando un cliente mi dice che andrà in vacanza sento scorrere un brivido freddo lungo la schiena. Per fortuna, non tutti sono come il Signor F. e le vacanze non sono per forza un grosso ostacolo.

Questo capitolo è quindi dedicato ai periodi di vacanza, quando ti stai rilassando, magari su una bella spiaggia, oppure quando ti stai dando un pochino alla pazza gioia, esagerando col cibo, uscendo tutte le sere, e non ti preoccupi molto di quello che mangi. Ad un certo punto però, cominci a pensare: "Ma, oddio, forse tornerò a casa con 10 chili in più!".

Vediamo dunque come puoi goderti le tanto meritate vacanze senza il pensiero di tornare a casa con un po' di bagaglio in più (e non in valigia!).

Accade ogni anno che, dopo l'estate, all'incirca verso settembre, nel mio studio arriva una valanga di vacanzieri "pentiti"! Un altro fenomeno interessante sono quelli che cancellano l'appuntamento per la visita di controllo perché sono ingrassati e non vogliono farsi vedere prima di riessersi messi in forma.

Dunque, io ovviamente so che in vacanza ti vuoi rilassare e non vuoi certo pensare a diete e bilance. Magari hai fatto dieta tutto l'anno e vuoi cercare di evitarla almeno quando hai la possibilità di fare un breve viaggio. Nessun problema, lo capisco benissimo. Ci sono però alcuni trucchi che puoi adottare facilmente per cercare di limitare i danni e mantenere il tuo peso anche in vacanza.

Il primo trucco è quello di pesarti a giorni alterni. Può sembrare strano che io ti consigli di pesarti anche in vacanza, però il fatto di tenere sotto controllo il peso farà sì che in qualche maniera ti limiterai un pochino nelle tue scelte alimentari, magari evitando eccessivi stravizi. Molti studi confermano che pesarsi regolarmente aiuta a mantenere il peso sotto controllo e soprattutto ad evitare eccessivi aumenti di peso. Un'alternativa valida ed anche più pratica è quella di mettere in valigia un metro da sarta misurarti la circonferenza vita, sempre un giorno sì e uno no.

Sulla falsa riga del concetto di auto-controllarti anche quando sei in vacanza, ecco altre idee interessanti per te:

- quale modo migliore di verificare la tua forma fisica andando a provare dei vestiti? La vacanza è il momento ideale per visitare negozi e outlet. Prova vestiti della tua taglia e verifica se "ti vanno" ancora. Viceversa, vorrà dire che hai preso peso.

- Chiedi ai tuoi compagni di viaggio di tenerti d'occhio, sia per avvisarti se stai mettendo un po' di pancetta, oppure se stai esagerando col cibo e le bevande dolci o alcoliche. Va da sé che devi scegliere dei compagni di viaggio che non sono peggio di te.

- Approfitta degli specchi che trovi in albergo per controllare che la tua forma fisica sia rimasta inalterata. Anche questo è un modo rapido e pratico per fare un piccolo check-up di tanto in tanto. Meglio non farlo tutti i giorni, perché altrimenti l'occhio si abituerà pian piano alla tua nuova "forma". Un controllo ogni 3-4 giorni è sufficiente.

Il secondo consiglio, è quello di eccedere sì, ma con astuzia. Io lo so che quando sei in vacanza vuoi andare nel ristorante buono, vuoi uscire con gli amici e divertirti. Io non sono quel tipo di nutrizionista che dice di non farlo. Anche perché lo faccio anch'io, intendiamoci. Come dicevo, cerca almeno di fare i tuoi peccati con astuzia. La mangiata, come si dice in gergo, approfitta per farla quando ne vale la pena. Scegli un buon ristorante, controlla bene le recensioni e vai a mangiare qualcosa di veramente buono e tipico del luogo. Approfitta per scoprire piatti nuovi e golosità locali, evita di strafogarti di gelati industriali o di fermarti al fast food e mangiare pizze preconfezionate. Se viaggi all'estero, a meno di non andare in posti sperduti, troverai ormai quasi ovunque dei buoni ristoranti dove assaggiare qualcosa di nuovo.

E se vuoi davvero fare indigestione, perché non farla di colori? Vai alla ricerca di paesaggi nuovi oppure visita quelli che conosci in momenti particolari, come ad esempio, all'alba. Siediti e godi il panorama che ti sta davanti. Anche i mercati dei fiori sono un ottimo posto dove fare indigestione di colori e profumi, senza pensare al cibo.

Terzo consiglio: cerca di muoverti di più. Se vai al mare, non rimanere in parcheggio costante sulla spiaggia tutto il giorno ad abbronzarti. Fai una passeggiata in pineta o sul bagnasciuga, oppure approfitta per fare una partita di beach volley o di ping-pong. Insomma, cerca di trovare il divertimento anche facendo qualcosa di attivo. Trovo che le lunghe passeggiate sulla spiaggia, ascoltando buona musica in cuffia, mi ricarichino e mi permettano di pensare. La vacanza può diventare anche il momento per farti venire buone idee per il lavoro o la famiglia. O magari per il prossimo viaggio! Inoltre, ogni mattina, quando ti alzi, fai la tua colazione e poi esci a camminare per mezz'ora. Se lo farai tutti i giorni, vedrai che questo sicuramente ti aiuterà a non prendere peso.

Una cosa che faccio spesso quando sono in vacanza, è quello di far diventare la colazione e la cena (anziché pranzo e cena) i due pasti principali della giornata. Prenoto sempre un hotel in cui la colazione è disponibile a buffet, così che posso scegliere alimenti proteici (uova, formaggio, yogurt) che mi terranno pieno fino a cena, quando mangerò in un ristorante che scelgo in maniera oculata, ad esempio, un ristorante di pesce. In questo modo riesco a mantenermi sazio per tutta la giornata senza rischiare di mangiare mentre sono in giro, dove la scelta è, di solito, tra un gelato o altri alimenti poco "dietetici". Mantenere il controllo su ciò che mangi è infatti essenziale.

Se invece che al mare ti rechi in montagna o a visitare una città straniera, le occasioni per camminare non mancheranno, anche perché altrimenti non saprei esattamente come potresti godere questo tipo di vacanza. Anche in montagna però, è possibile abbuffarsi e rimanere "spianati" sotto al sole. Attenzione alla troppa sedentarietà. Segui i consigli che ti ho dato qua sopra e sfogati con un buon piatto locale e non con le patatine.

In ogni caso, la vacanza è anche il momento per scoprire uno sport nuovo, perché non prendere lezioni di sci, di danza, di equitazione o di tennis? Pazienza se non diventerai un campione o una campionessa, ma almeno ti divertirai e chissà, tornerai a casa con la voglia di proseguire la tua nuova passione.

Spesso nei luoghi di villeggiatura è possibile iscriversi a sessioni di ginnastica sulla spiaggia, approfittane per farti due risate e muoverti in compagnia a tempo di musica. Vedrai, è molto divertente!

Anche visitare posti sperduti ma molto graziosi è un modo per godere di paesaggi mozzafiato e fare attività fisica. Spesso, i posti più incantevoli sono spesso inaccessibili in macchina o con i mezzi pubblici, e richiedono di camminare per un certo tratto. Vai alla scoperta delle gemme che il territorio dove stai soggiornando offre e goditi lo spettacolo della natura. Ricorda di portare con te acqua, ma non esagerare con il cibo. Questo vuole essere un momento di relax e non l'ennesima scusa per abbuffarti!

Un ultimo consiglio: quando sei in vacanza, vuoi premiarti e vuoi, ovviamente, rilassarti. Lo so. Ecco, quindi, anziché rilassarti mettendo le gambe sotto il tavolo del ristorante, perché non prenotare una giornata alla spa? Molte località di vacanza hanno delle ottime spa dove è possibile rilassarsi e fare dei massaggi. Un'alternativa alla spa sono le terme, che troverai in molte località italiane, dove potrai andare e goderti le piscine termali, fare i fanghi, "passare le acque" e goderti una giornata di relax che migliorerà il tuo umore e non ti farà pensare troppo al mangiare.

Un'idea che trovo molto carina è quella di cercare qualcuno che faccia massaggi rilassanti alla testa. Cerca su internet se trovi qualcuno nella zona in cui ti trovi.

Infine, quale maniera migliore di rilassarti se non… dormendo! La vacanza è il momento migliore per dormire di più. La carenza di sonno, è dimostrato, incide sul peso in maniera negativa. Scarica lo stress accumulato e preparati a delle lunghe dormite. Scegli posti di villeggiatura silenziosi e appartati, soprattutto se sai di essere in carenza di sonno a causa dello stress o dei molti impegni in famiglia.

I consigli per cucinare in modo sano e saziante

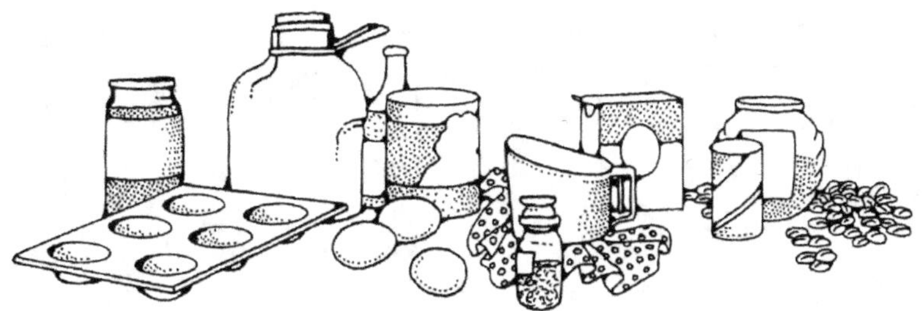

Esiste una cucina "dimagrante"?

Ho seguito centinaia di persone nel loro percorso di perdita di peso e uno dei complimenti che mi hanno fatto più spesso è che le mie ricette sono molto gustose e sazianti. Ecco perché in questo libro ho inserito diversi esempi dal mio ricettario dietetico (che ormai include oltre 300 ricette sfiziose e sazianti) e che troverai nell'ultima sezione.

Nei prossimi capitoli, ti offrirò una serie di spunti per imparare come cucinare rapidamente per perdere peso.

Cucinare per dimagrire è un'attività che richiede organizzazione. Non basta saper mettere insieme quello che c'é nel frigorifero, ma occorre fare la spesa in maniera intelligente e organizzata, così che gli ingredienti giusti non manchino mai nella tua dispensa. È importante avere una cucina ben organizzata, in modo che non ci siano tempi morti.

È utile imparare a cucinare gli alimenti più salutari, come i cereali integrali e i legumi, in modo da esaltarne gusto e proprietà nutritive. Imparerai anche a cucinare meglio il pesce, una fonte inestimabile di omega-3 e di proteine di alto valore biologico.

Ti spiegherò inoltre come utilizzare correttamente gli oli vegetali in base alle preparazioni che devi fare e come usare le erbe aromatiche per esaltare i sapori dei tuoi piatti senza esagerare con il sale marino.

Nell'ultima parte di questo libro infine, scoprirai le mie migliori ricette, che utilizzo ogni giorno da anni nel coaching nutrizionale con i miei clienti. Per cui concentrati e inizia insieme a me questo percorso alla scoperta della cucina salutare e, soprattutto, saziante!

Fai la spesa in modo intelligente

Prima di imparare a cucinare, a mio avviso è fondamentale imparare a fare la spesa in maniera strategica e intelligente. In questo capitolo vorrei illustrarti alcuni principi di base e idee per fare la spesa in maniera più consapevole e soprattutto come fare per tornare a casa con meno calorie nella borsa.

Il primo principio per una spesa intelligente è quello di essere organizzati. Fai una lista della spesa e acquista solo i prodotti che sono terminati nella dispensa. Cerca di privilegiare gli alimenti più salutari, ossia frutta, verdura, legumi, frutta secca e cereali integrali. Evita di andare al supermercato cercando tra gli scaffali tutte le cose di cui hai bisogno, finirai per comprare molti più cibi del necessario. La tua lista della spesa puoi salvarla sul cellulare utilizzando una comune App per gli appunti, così che sarà sempre pronta all'uso quando ti serve. Fare la spesa in maniera strategica e organizzata significa anche conoscere le marche e i prodotti da prediligere: in generale quelli senza zuccheri aggiunti. Per gli alimenti più a "rischio" (come yogurt, cereali per la prima colazione, sughi per la pasta, aceto balsamico, ecc.) fai un inventario delle marche e dei prodotti che non lo contengono, in modo da evitare di perdere tempo a leggere ogni volta le etichette o rischiare di portare a casa un prodotto zuccherato. Un'alternativa alla spesa al supermercato è la spesa online, ormai diversi supermercati consegnano a domicilio e puoi ordinare direttamente dal loro sito. Utile è anche accordarsi con il fruttivendolo per farti recapitare una cassetta di frutta e verdura miste. Infine, se non hai la possibilità di fare la spesa online (perché il servizio non è disponibile dove abiti, oppure costa troppo), puoi organizzarti trovando un familiare o un amico che possa sostituirti quando non hai tempo di andare al supermercato. Ricorda di dare a questa persona una lista della spesa con indicati le marche e prodotti corretti.

Il secondo principio di base a cui attenersi per comprare senza rischiare è quello di evitare le situazioni pericolose. Ad esempio, evita andare al supermercato quando hai fame, perché il rischio di acquistare più del necessario o di acquistare prodotti ipercalorici, aumenta. Meglio fare la spesa dopo pranzo o dopo cena. Allo stesso modo, meglio non fare la spesa quando sei di corsa, altrimenti non riuscirai ad essere completamente cosciente di ciò che compri come invece dovresti. Programma la tua spesa come un qualsiasi altro impegno e inseriscilo nel tuo calendario. Se usi dei calendari online (Google, Apple, ecc.) ritroverai la tua lista di impegni su tutti i tuoi dispositivi, e la tua vita sarà più organizzata in generale. Evita inoltre i reparti che espongono alimenti calorici come dolci, alcolici, insaccati, così da non esporti ad inutili tentazioni. Questo semplice trucchetto ti farà acquistare molti meno alimenti e sicuramente non ti farà acquistare gli alimenti più golosi e calorici. Anche se non sono presenti in tutte le città, una buona norma è anche quella di frequentare negozi biologici o di andare al mercato a comprare prodotti freschi e locali.

Il terzo principio consiste nello sperimentare di più. Acquista cereali, legumi, frutta o verdure nuove, che non avevi mai provato. Potresti scoprire dei cibi nuovi, sani e gustosi. Sono sicuro che troverai qualcosa che ti incuriosisce e non hai mai provato. Se frequenti un negozio o un supermercato piccolo, prova a sperimentarne un altro più grande dove la scelta è maggiore. Anche i cibi provenienti dagli altri paesi possono riservare qualche sorpresa, ad esempio l'Ajvar, una salsa di pomodoro, peperoni e melanzane tipica dei paesi della Ex-Jugoslavia. Oppure il succo di pomodoro o i fiocchi di avena per fare il porridge. Quando fai la spesa non dimenticare di comprare erbe aromatiche e, anche in questo caso, puoi lanciarti nella scelta delle erbe tra le più disparate: maggiorana, timo, finocchietto selvatico, pimpinella, borragine, aneto, la scelta è davvero ampia. Prova qualcosa di nuovo e vedrai che arricchirai i tuoi piatti con tanto sapore in più. Lo sapevi ad esempio che nei paesi scandinavi il salmone si cucina con l'aneto? Provalo, è gustosissimo!

L'ultimo principio è infine quello di concentrarsi sulla qualità e semplicità di ciò che si compra. Prediligi sempre prodotti freschi, secchi (come nel caso dei legumi) o surgelati (ma non precucinati). Evita, per quanto possibile, i cibi in scatola, o i cibi precotti o precucinati, o almeno riducili al minimo. Anche i prodotti liofilizzati sono spesso un mix di ingredienti non sempre salutari, come il sale. Semplicità invece si traduce nell'acquistare gli ingredienti per cucinare piatti più semplici, senza salse o condimenti inutili. Puoi anche comprare cibi che ti permettono di preparare piatti che non necessitano di cottura come le insalatone, e sperimentare cibi che non hai mai provato a mangiare crudi come il pesce, le zucchine alla julienne o le barbabietole affettate sottilmente. Per semplificare le procedure in cucina infine, puoi dotarti di un elettrodomestico che ti aiuta a cucinare, ad esempio una Slow Cooker che cucinerà i tuoi cibi lentamente trasformandoli in piatti super ghiotti.

Seguendo questi semplici principi, io credo che tu possa iniziare fin da domani a ridurre la quantità di calorie che "acquisti" al supermercato.

Gli essenziali in dispensa per una dieta sana e gustosa

Nel capitolo precedente ti ho spiegato come fare la spesa in maniera più accorta e intelligente. In questo capitolo voglio passare alla parte pratica e aiutarti a capire quali cibi non devono mai mancare nella tua dispensa e nella tua lista della spesa. Avere sempre a portata di mano tutti gli alimenti indispensabili per una dieta sana, ma anche gustosa, ti aiuta a mangiare in modo corretto più frequentemente.

Ti ho parlato, diversi capitoli fa, di come puoi iniziare la giornata con una colazione saziante preparata con dello yogurt bianco naturale con il muesli, entrambi senza zuccheri aggiunti. Assicurati di acquistare un muesli fatto con cereali integrali, frutta secca e disidratata, per unire tutte le proprietà nutrizionali di questi alimenti. Come alternativa a questa colazione, puoi sempre tenere in casa del pane integrale e del burro di mandorle, per preparare dei piccoli toast. Oppure ancora, latte vegetale e semi di sesamo per preparare il pudding. A te la scelta!

In secondo luogo, sei vuoi mangiare più sano devi sicuramente consumare più verdura e più frutta. Immagino che anche tu sia d'accordo. Pertanto, oltre ad un mix di verdura e frutta di vario tipo (lattuga, carote, mele, pere, ecc. in base alle tue preferenze) ti servirà anche dell'aceto. Puoi acquistare aceti di vario tipo: di mele, di vino rosso o bianco, oppure balsamico. Le versioni più commerciali di quest'ultimo però, contengono spesso dello zucchero, per cui è meglio fare attenzione. Tieni sempre in dispensa una bottiglia di olio extravergine di oliva, e magari anche dell'olio di sesamo o di noci, per variare il sapore. Ricorda che questi ultimi vanno usati solo a crudo. Non dimenticare di tenere alcuni semi, che aggiungeranno preziosi composti fitochimici alla tua insalata: girasole, lino o semi di canapa. Le olive (nere o verdi), così come i capperi daranno un gusto ulteriore alle tue insalate.

Oltre alle verdure, è importante che nella tua dispensa non manchino mai i legumi, una preziosa fonte di proteine vegetali. Assicurati di avere sempre in dispensa ceci, fagioli, lenticchie, piselli e fagiolini, meglio se secchi o almeno surgelati. Un ottimo modo per consumare più legumi è quello di preparare l'hummus di ceci o di lenticchie. Per questa preparazione è necessario avere (oltre all'olio di oliva di cui abbiamo parlato in precedenza) tahina o burro di mandorle, prezzemolo, aglio e un paio di limoni. Una variante sfiziosa prevede l'aggiunta di una purea di zucca.

Per dare più gusto a tutti i tuoi piatti, ti consiglio sempre di avere in dispensa vari tipi di spezie, come ad esempio: pepe, noce moscata, curry, zenzero, cumino, ma anche peperoncino in polvere. Anche le erbe aromatiche sono molto utili: basilico, rosmarino, origano, timo, salvia e alloro ti permetteranno di dare più sapore ai piatti di carne e di pesce.

Per riassumere, ecco ciò che non dovrebbe mai mancare nella tua dispensa: yogurt naturale, muesli, verdura e frutta miste, aceti di vario tipo, olio extravergine di oliva, semi di diverso tipo, olive, capperi, legumi secchi o congelati, tahina o burro di mandorle, aglio, limoni, prezzemolo, spezie ed erbe aromatiche di vario genere. Ora puoi uscire a fare la spesa, possibilmente, non a stomaco vuoto!

Come cucinare più rapidamente

Ottimizza la cucina per una maggiore velocità

Cucinare è, nella maggior parte dei casi, un'attività piacevole. Tuttavia, a volte rinunciamo a cucinare un piatto che ci piace perché ci vuole troppo tempo per prepararlo. Forse non ci hai mai pensato, ma è possibile aumentare la velocità alla quale cucini anche solo organizzando la zona cottura in modo che tutto ciò che ti serve sia a portata di mano. Come? In questo capitolo ho riunito otto consigli che ti guideranno nella riorganizzazione della tua cucina e ti permetteranno di preparare i tuoi piatti preferiti più rapidamente. Eccoli:

<u>Consiglio numero 1</u> - Riponi pentole e padelle nel posto più accessibile della cucina, potrebbe essere l'armadietto che sta proprio di fronte alla tua testa oppure, come succede in molte cucine, potresti avere un cassetto estraibile per le pentole. Puoi anche acquistare un rastrello per appendere alla parete vicino ai fornelli le pentole che usi più di frequente.

<u>Consiglio numero 2</u> - Assicurati che gli utensili di uso più frequente siano vicini ai fornelli. Sembra una banalità, ma spesso cercare pentole e utensili porta via tempo. Riponi quindi sul bancone dei vasetti colorati e decorativi come contenitori e inserisci tutti gli utensili che ti servono: mestolo, forchettone, ecc.

Anche in questo caso puoi dotarti di una piccola rastrelliera dove appendere questi oggetti proprio di fronte a te.

<u>Consiglio numero 3</u> - Tieni erbe e spezie a portata di mano in un luogo fresco e buio vicino ai fornelli, ad esempio in un cassetto accanto al forno. In alternativa, installare un ripiano a base rotante all'interno di un armadietto li renderà più facilmente accessibili.

<u>Consiglio numero 4</u> – Ordina secondo una certa priorità gli elementi presenti nella tua dispensa e nel frigorifero. Metti quelli che usi ogni giorno nella parte anteriore e quelli che usi più raramente nella parte posteriore. Ricorda sempre anche di mettere i piatti già cucinati sui ripiani più in alto e gli alimenti crudi in basso. Questo eviterà la contaminazione crociata fra piatti crudi e cotti, dato che questi ultimi sono stati pastorizzati con la cottura e hanno quindi una carica microbica inferiore ai cibi crudi.
<u>Consiglio numero 5</u> – Cereali, fagioli, e altri cibi secchi che utilizzi spesso possono essere riposti in vasetti sul bancone vicino alla zona di cottura, oppure in vista su un altro tavolo della cucina, ma sempre vicino ai fornelli.

<u>Consiglio numero 6</u> – È utile avere un cesto di cipolle e aglio a portata di mano o comunque tenerli in frigorifero in una posizione visibile, come la porta.

<u>Consiglio numero 7</u> - Prepara la zona di cottura prima di iniziare a cucinare, onde evitare di prolungare inutilmente la preparazione dei tuoi piatti perché devi continuamente cercare ingredienti, pentole e utensili. Tira fuori dagli armadietti tutto ciò che ti serve

all'inizio di ogni preparazione. Tieni un tagliere vicino ai fornelli. Se hai bisogno di misurini, cucchiai, o ciotole, conservali nel cassetto più a portata di mano.

<u>Consiglio numero 8</u> - Riponi una ciotola per gli scarti sul banco di cottura, così da evitare frequenti viaggi al bidone della spazzatura.

Probabilmente avrai già applicato alcuni di questi accorgimenti all'interno della tua cucina, ma sono sicuro che nei consigli che ti ho appena elencato ne troverai qualcuno al quale non avevi ancora pensato. Se seguirai queste poche e semplici dritte, non solo riuscirai a cucinare in maniera più veloce ed efficiente, ma anche la pulizia finale ti risulterà molto più facile. Cucinare rapidamente è soltanto uno dei tanti modi che ti posso insegnare per migliorare la preparazione dei pasti e assicurarti di cucinare più spesso. Nella seconda parte di questo capitolo troverai invece molte altre idee e consigli per cucinare piatti sani e gustosi più spesso.

Tecniche di cottura rapida

Prima di entrare nel dettaglio delle tecniche di cucina specifiche per ciascun gruppo di alimenti, vorrei illustrarti innanzitutto alcune delle mie idee per cucinare più rapidamente. Probabilmente lavori o hai una famiglia cui badare e non hai molto tempo da dedicare ai fornelli. Ecco perché ho pensato di darti qualche idea per cucinare più rapidamente evitando di riscaldare un altro cibo precotto o di aprire un'altra confezione di carne in scatola! Quelli che seguono sono quindi 10 regole che ti renderanno la vita più facile in cucina:

1) Metti acqua calda nel bollitore del tè e bollirà più rapidamente
   che sul fornello. Ricorda anche di aggiungere il sale quando
   l'acqua bolle e non prima, dato che l'acqua salata ha tempi di
   cottura superiori.

2) Le foglie crude degli spinaci, della bieta, e di altre verdure che
   si consumano cotte, possono essere saltate in padella con olio
   e aglio. Forse non lo sai, ma anche la rucola può essere cotta
   in questo modo, mescolata con gli spinaci novelli offre un
   contrasto dolce-amaro che ti piacerà senz'altro.

3) Congela un trito di cipolla, sedano e carota in modo da avere
   sempre a portata di mano la base per un buon soffritto.
   Anche l'aglio tritato si può congelare per conservarlo più a
   lungo.

4) La sera metti i legumi secchi in una posizione visibile (magari
   nel bricco del latte): ti ricorderai più facilmente di metterli in
   ammollo prima di andare al lavoro la mattina successiva e la
   sera li cucinerai più rapidamente.

5) Acquista una pentola a pressione e un buon microonde.

6) Cucina porzioni doppie ti permetterà, il giorno successivo, di
   mangiare un piatto pronto sano. Attenzione però a non
   mangiare il doppio! Dividi le due porzioni prima di portare in
   tavola una delle due e riponi l'altra subito nel freezer.

7) Sbuccia le carote con un pelapatate e affettale "alla julienne"
   con una grattugia. Queste operazioni ti permetteranno di
   cuocere queste verdure molto più rapidamente del solito con
   poco olio. In alternativa, una volta affettate in questo modo
   saranno già pronte da condire.

8) Le zucchine possono essere consumate anche crude, affettate
   "alla julienne" con una grattugia, lo sapevi?

9) Quando compri dei filetti di pesce, chiedi al pescivendolo di tagliarli a bocconi, così che siano pronti da cucinare a mò di zuppa.

10) Acquista buste surgelate di verdure e legumi misti: cucinati con poco riso, della pasta corta, orzo o quinoa, insieme a delle erbe aromatiche come il rosmarino, ti permetteranno di preparare rapidamente un'ottima zuppa.

Risparmiare tempo congelando le verdure cotte

La conservazione delle verdure cotte nel freezer di casa ti permette di mangiare funghi, melanzane, zucchine, peperoni e molte altre verdure o legumi anche quando non hai il tempo di andare a fare la spesa al mercato o di raccoglierle nell'orto. Tuttavia, è importante conoscere alcuni accorgimenti fondamentali per congelare correttamente le verdure cotte, così da gustarle al meglio una volta scongelate. In generale, una cottura molto breve (da 2 a 5 minuti) è sufficiente ed evita che le verdure diventino una poltiglia una volta scongelate. È possibile fermare la cottura immergendo le verdure in una soluzione di acqua e ghiaccio. Successivamente, prova ad affettare le verdure (o a tagliarle a cubetti, a rondelle o a fiammifero) e soprattutto ad asciugarle bene, per poi riporle nella busta da surgelatore. Questo serve ad evitare che si formi un eccesso di ghiaccio. Nel caso particolare degli spinaci, le foglie vanno lasciate riposare a lungo in un colino prima di congelarle, per eliminare l'acqua che lentamente viene rilasciata dalle foglie. Nel caso delle verdure grigliate (ad esempio i peperoni), prima di congelarle è meglio premerle con una forchetta per togliere l'acqua di cottura. I carciofi vanno puliti per bene e ammollati in una soluzione di acqua e limone prima della cottura, per prevenirne l'ossidazione. Infine, un'altra ottima idea è quella di congelare, in contenitori ermetici, direttamente tutto il minestrone, sia che sia di pasta, di riso, di quinoa o di sole verdure e legumi.

Cucinare una cena di tre portate in 30 minuti

Uno strumento da cucina utilissimo per chi ha poco tempo e vuole ridurre le calorie è sicuramente la vaporiera. Molti la conoscono solo per quanto riguarda la cottura delle verdure, ma in realtà questo utile elettrodomestico è in grado di cucinare anche riso, pesce e carne. Come? Ora te lo spiego, illustrandoti come puoi cucinare una cena di tre portate a tempo di record, grazie a questo utilissimo strumento.

Per cucinare appunto questa cena "sprint" e servire ben tre piatti, procedi come segue: riponi del riso e del brodo vegetale nel cestello più in alto, accendi la vaporiera e lasciala funzionare per 5 minuti. Mentre il riso comincia a cuocersi, affetta delle verdure di tipo diverso: asparagi, zucchine e piselli. Passati i primi 5 minuti di cottura del riso, riponi queste verdure nel secondo cestello. A questo punto, fai ripartire la vaporiera e aspetta altri 5 minuti, passati i quali aggiungerai dei filetti di pesce nell'ultimo cestello in basso. Cospargi il tuo filetto con delle erbe aromatiche come ad esempio rosmarino, aneto o salvia, oltre a un pizzico di sale e pepe. Ricorda anche di condirlo con olio extravergine di oliva e, se ti piace, prezzemolo tritato, succo di lime o limone, oppure con della salsa verde. Il riso potrà infine essere insaporito con un pezzetto di burro e del Parmigiano grattugiato e, se vuoi, mescolato con gli altri due piatti appena cucinati al vapore, il tutto condito con olio extravergine di oliva, una crema al tartufo, se ami i sapori mediterranei, oppure con polvere al curry, salsa di soia o masala, se invece preferisci i sapori orientali. Ecco quindi che la tua cena di tre portate è pronta dopo soli 30 minuti. Buon appetito!

Altre strategie per cucinare velocemente

A questo punto avrai ormai già pensato a come puoi lavorare per ridurre i tempi in cucina. Prima di chiudere questo capitolo però, vorrei darti qualche altro spunto, in modo che da domani riuscirai davvero a cucinare più frequentemente, cosa che ti aiuterà col tempo a guadagnare salute. Applica dunque una o più delle otto strategie che seguono e vedrai che riuscirai da subito a preparare un pasto rapidamente e con facilità.

Strategia n. 1: preparazione prima di tutto
Tieni sempre la dispensa ben rifornita con gli ingredienti base della cucina veloce come ad esempio pasta, riso, brodo, pomodori in scatola, carne magra, filetti di pesce surgelati, verdure surgelate, uova, fagioli secchi o in scatola e, ovviamente, olio extravergine di oliva.

Strategia n. 2: scegli un metodo di cottura rapido
Quando hai bisogno di ridurre i tempi in cucina, la cottura può rappresentare il punto debole di tutta la catena. Quando hai poco tempo, perché ad esempio hai finito tardi di lavorare o hai trovato traffico per strada, applica uno dei seguenti metodi di cottura rapidi per cucinare una cena in tempi brevi:

- La cottura alla piastra: ideale per cucinare il classico petto di pollo oppure il filetto di pesce. Se questi alimenti sono congelati, scongelali nel microonde.

- La cottura in padella con poco olio: per saltare le verdure (magari fatte pre-cuocere 3 minuti nel microonde alla massima potenza), oppure per preparare delle uova all'occhio di bue.

- La cottura a vapore: ideale per cucinare ad esempio le verdure oppure il pesce. Se non hai la vaporiera, mentre fai lessare pasta, riso oppure i legumi, poni uno scolapasta metallico sopra la pentola e fai una cottura combinata.

- La cottura a microonde: anche se non produce sempre un risultato eccellente dal punto di vista del gusto, è sicuramente adatta a tutti i cibi, risotto compreso. Molti microonde in commercio vengono venduti con un ricettario.

Strategia n. 3: organizzati in base ai tempi di cottura
Questa strategia vale più che altro quando vuoi cucinare più piatti contemporaneamente. Fai una stima dei tempi necessari alla preparazione di ciascun piatto e organizza la sequenza di preparazione di ciascuna pietanza in ordine decrescente di preparazione.

Strategia n. 4: grattugia le verdure prima di cuocerle
Può sembrare banale, ma non lo é. Se non vuoi mangiare sempre verdure crude, grattugiale anziché affettarle e cuoceranno molto più rapidamente.

Strategia n. 5: più sottile è, più veloce cuocerà
Complementare alla strategia precedente, considera che tagliare gli ingredienti in pezzi più piccoli significa consumare meno tempo per cuocerli. Quando cucini carne, pesce, verdure, taglia il tutto in pezzi piccoli e noterai una sensibile diminuzione dei tempi di cottura.

Strategia n. 6: approfitta del vapore delle cotture
L'ho accennato in precedenza, ma lo ribadisco: quando fai bollire qualcosa, appoggia uno scolapasta con delle verdure fresche o del pesce sopra la pentola. Copri con un coperchio e il vapore farà cuocere rapidamente gli altri cibi. Questa tecnica è ideale anche per cucinare il pasto che porterai al lavoro il giorno successivo.

Strategia n. 7: precuoci nel forno a microonde
Far precuocere le verdure più dure nel microonde prima della cottura vera e propria, velocizza i tempi di cottura, spesso prolungati in questo caso. Puoi provare a mettere i peperoni nel forno a microonde per 3-5 minuti alla massima potenza prima di rosolarli. La precottura nel forno a microonde funziona bene anche con carote e patate da usare poi per cucinare zuppe o stufati.

Strategia n. 8: acquista cibi pronti
Aggiungere al menu qualche prodotto pronto, purché non di origine industriale come un roast beef cucinato in un negozio di fiducia, o delle verdure precedentemente tagliate o precotte dal fruttivendolo, riduce ovviamente il tempo di preparazione dei pasti e ti aiuta a mangiare un piatto sano e non industriale.

Cucinare è più divertente quando ci si muove agevolmente e rapidamente attraverso ogni processo. Segui queste semplici regole di cottura veloce e prepara subito la tua prima ricetta sprint!

Cucinare al meglio gli alimenti proteici

In questo capitolo ti darò le informazioni che ti servono per cucinare i cibi proteici più sani (ossia cereali integrali, legumi, uova e pesce) secondo i principi che consiglio nei miei programmi.

Come sostituire le proteine animali con quelle vegetali

Una sfida che tutti dobbiamo affrontare quando cerchiamo di mangiare più sano è ridurre le proteine animali a favore di quelle vegetali. Alcuni dei miei pazienti hanno mangiato proteine animali per tutta la vita, e non sanno davvero da dove cominciare per ottenere proteine da un'altra fonte. Se tutto ciò ti suona familiare, vorrei darti un paio di idee per sostituire facilmente le proteine animali con quelle vegetali.

Cominciamo col parlare di due piatti classici e veloci che contengono proteine animali: gli hamburger e la pizza. Per preparare degli hamburger a base vegetale ricchi di proteine, puoi cercare ricette per tortini a base di verdure, lenticchie, funghi e altri cibi vegetali sostanziosi. Online ne troverai moltissime. Oppure, puoi comprare gli hamburger vegetali già pronti nel tuo negozio di alimentari preferito. Esistono molti diversi tipi di hamburger a base vegetale, con un sacco di sapori diversi. Puoi preparare un ottimo hamburger vegetariano con lattuga, pomodoro, tofu, e anche con dei condimenti come la salsa barbecue o di avocado. Metti il tuo hamburger in due fette di pane integrale e gustatelo.

Per preparare invece una pizza nutriente e ricca di proteine, puoi iniziare con una farina di frumento integrale, della salsa di pomodoro e dei condimenti vegetali come broccoli, carciofi, cipolle, funghi e spinaci. Aggiungi un po' di aglio (se ti piace), del tofu grattugiato e, magari, della salsiccia vegana.

Questi sono solo un paio di esempi di come sostituire le proteine di origine animale con quelle vegetali. Un altro esempio è il ragù preparato con carne macinata vegetale. Inoltre, puoi usare dei latti vegetali non zuccherati (di riso, mandorla, soia, ecc.), al posto del latte vaccino per preparare frullati ricchi di proteine. Le possibilità sono molteplici.

Cucinare i legumi

Il modo migliore per sostituire le proteine animali con quelle vegetali, è quello di consumare i legumi più spesso. I legumi sono fra le piante che sono state coltivate per prime nell'area mediterranea. Le prime coltivazioni sembra siano state effettuate nell'area orientale, dove fu introdotta per la prima volta la coltivazione di piselli, lenticchie, ceci e veccia. Quest'ultima viene di solito utilizzata per l'alimentazione animale, ma nulla vieta di raccoglierla e usarla nelle tue insalate. I legumi sono importanti dal punto di vista della rotazione delle colture, perché fissano l'azoto atmosferico attraverso i rizobi[7], permettendo al suolo di rigenerare il contenuto di questo elemento. I legumi vengono coltivati per poi conservare i loro semi, seccati e mantenuti per il resto dell'anno dopo la raccolta. Preparare i legumi sotto forma di purea è un modo per favorirne la digestione.

Come ho già avuto modo di ripetere più volte, l'associazione perfetta è fra legumi e cereali, insieme questi alimenti forniscono un set completo di aminoacidi (i componenti base delle proteine). Le proteine dei cereali hanno deficienza relativa in alcuni aminoacidi come la lisina e il triptofano. I legumi invece, contengono buone quantità di lisina ma sono carenti in metionina, uno degli aminoacidi solforati che si ritrovano invece nei cereali. Infine, i ceci sono una ricca fonte di triptofano, un aminoacido essenziale che non può essere prodotto dall'organismo umano.

I legumi sono fonte di moltissimi nutrienti: 100 g di ceci forniscono una quantità di folati quasi uguale alla dose raccomandata, oltre a molte altre vitamine del gruppo B e minerali, fra i quali il ferro. Quest'ultimo si ritrova in una forma meno solubile rispetto al ferro contenuto nella carne. Il consumo di legumi con una fonte di vitamina C (succo di limone, cavoli, peperoni, pomodori), ne aumenta la solubilità, facilitandone l'assorbimento. Questi vegetali forniscono inoltre buone quantità

---

7 Un genere di batteri del suolo responsabili della fissazione biologica dell'azoto molecolare che vivono in simbiosi a livello delle radici di alcune piante, come le leguminose.

143

di fibre e di fitoestrogeni, utili a ridurre i livelli ematici di colesterolo. I legumi contengono anche oligosaccaridi (come il raffinosio e lo stachiosio) che non possono essere digeriti dallo stomaco umano e che quindi fermentano nell'intestino, provocando fenomeni poco piacevoli come gonfiori e flatulenza. Un uso regolare di questi vegetali, permette però all'intestino di abituarsi eliminando questo fastidioso problema e alla flora batterica intestinale di "nutrirsi" degli zuccheri che il nostro organismo non può digerire. Nonostante tutte queste importanti qualità nutrizionali, purtroppo il consumo di legumi è sempre troppo basso, anche nel nostro paese.

Quali legumi scegliere? È preferibile utilizzare i legumi secchi o surgelati, anziché quelli in scatola che contengono sodio. Prima di cuocere quelli secchi, occorre lasciarli in ammollo in acqua fredda per diverse ore. Ciò permette una cottura più rapida e una migliore digestione. Per la cottura, occorre sostituire l'acqua dell'ammollo con acqua fresca, in un volume che dovrà essere pari a oltre il doppio di quello occupato dal legume reidratato. La cottura a fuoco lento (meglio se con l'aggiunta di alloro per aromatizzare) va prolungata fino a quando i legumi non raggiungono la consistenza desiderata: un po' più al dente per usarli in insalata, ben cotti per preparare una purea. Il sale è meglio aggiungerlo solamente a termine cottura, per evitare l'indurimento della buccia. L'acqua di cottura potrà poi essere riutilizzata per la preparazione di zuppe e minestre.

Cucinare al meglio i legumi

I legumi più comuni sono il fagiolo, la fava, il pisello, il cece, la lenticchia, la soia e l'arachide. Tutti i legumi sono buone fonti di proteine di valore biologico medio, perché sono poveri di amminoacidi solforati. L'abbinamento con altre fonti proteiche come i cereali, le cui carenze si compensano reciprocamente, rappresenta un'ottima strategia per assumere l'equivalente proteico di un piatto a base di alimenti di origine animale (ad esempio, carne o formaggio). I legumi costituiscono inoltre un'ottima fonte di fibre solubili e contengono discrete quantità di grassi essenziali (non sintetizzabili dall'organismo) e di sali minerali, in particolare potassio. Inizialmente possono dare problemi di gonfiore, con il tempo aiutano a mantenere una buona igiene intestinale. Purtroppo, il patrimonio vitaminico viene quasi completamente distrutto dalla cottura.

Alcuni consigli pratici:

- Aggiungi una foglia di alloro, nell'acqua in cui farai lessare i tuoi legumi. Donerà loro sapore, profumo e li renderà più digeribili.
- Aggiungi un trito di cipolla e carota all'acqua di cottura. Darà più sapore ai legumi.

- Aggiungi il sale solo al termine della cottura. Questo accorgimento ti permetterà di evitare l'indurimento della buccia.

Nelle prossime pagine vedremo come preparare delle deliziose ricette a base di legumi.

Come preparare i legumi in poco tempo

Lo abbiamo già detto: i legumi rappresentano un'ottima fonte di proteine che, in associazione con i cereali, rappresentano un buon sostituto della carne e degli alimenti di origine animale. Puoi trovarli surgelati, secchi oppure in scatola. Questi ultimi andrebbero limitati perché troppo ricchi di sodio, mentre l'ideale è utilizzare i legumi secchi, i quali però richiedono dei tempi di preparazione medio-lunghi; questo per qualcuno può rappresentare un ostacolo. Ecco quindi alcuni consigli per aiutarti ad accelerare i tempi di preparazione dei legumi.

Consiglio n. 1: scegli dei legumi che non richiedano ammollo. Piselli e lenticchie rosse cuociono in pochi minuti senza ammollo. I piselli inoltre, si trovano anche surgelati. Scongelali al microonde e poi falli saltare con poco olio e cipolla. Puoi conservare cipolla e aglio già affettati in freezer, magari insieme a carote e sedano.

Consiglio n. 2: l'ammollo "rapido". Consiste nel bollire i legumi per 2 minuti, togliendoli poi dal fuoco e lasciandoli nella loro acqua da una a quattro ore. Dopo aver cambiato l'acqua, potrai procedere alla cottura per 10-15 minuti. Tutto ciò può essere fatto direttamente in una pentola a pressione, in modo da accelerare ulteriormente i tempi. In alternativa, puoi semplicemente mettere i legumi in ammollo la mattina prima di andare al lavoro.

<u>Consiglio n. 3</u>: utilizza i legumi che hai preparato durante il weekend. Il sabato o la domenica, ricorda di far bollire dei legumi (ceci, fagioli, piselli, ecc.) per più di una porzione. Utilizzare la pentola a pressione ti permetterà di risparmiare tempo. Una volta cotti, potrai conservarli in freezer oppure metterli in vasetti insieme all'acqua di cottura bollenti e sigillare. In questo caso dovrai conservare il vasetto in frigorifero e consumare i legumi entro 2-3 giorni dalla sua apertura, o comunque entro 7-10 giorni dalla preparazione. Un'alternativa, è quella di preparare l'hummus, una crema di ceci e salsa di semi di sesamo di cui potrai trovare diverse ricette e varianti e che potrai consumare con del pane.

<u>Consiglio n. 4</u>: usa il microonde. Metti i legumi sciacquati in un contenitore per il microonde e copri con pellicola trasparente adatta al microonde e bucherellata. Cuoci alla massima potenza per 8-10 minuti o fino a ebollizione. Fai riposare per 1 – 2 ore, mescolando di tanto in tanto, quindi scolali. Se sono ancora duri, fai cuocere per qualche minuto ancora, oppure falli bollire in pentola per qualche minuto.
Ricorda sempre di non mescolare legumi diversi, i tempi di cottura variano. Se prepari una zuppa di legumi misti, i diversi tempi di cottura andranno tenuti in considerazione, aggiungendo per primi i legumi che richiedono tempi di cottura più lunghi e viceversa.

L'hummus: un'idea cremosa per gustare i legumi

Inizia col mettere in ammollo 100 g di ceci secchi per circa 12 ore, passate le quali falli lessare per circa mezz'ora. Frulla poi i ceci aggiungendo poco per volta qualche cucchiaio della loro acqua di cottura, fino ad ottenere una crema. Per ottenere un hummus davvero cremoso, occorre mescolare a parte la tahina con il succo di limone prima di aggiungere gli altri ingredienti. Per 100 g di ceci bastano un cucchiaio abbondante di tahina e il succo di mezzo limone. Alla miscela di tahina e succo di limone aggiungi a questo punto uno spicchio d'aglio tritato, un cucchiaio abbondante di olio extravergine di oliva e poco sale, continuando a mescolare fino a riottenere una crema. Infine, aggiungi poco per volta i ceci frullati fino a quando il composto non diventerà di maggiore consistenza e di colore giallognolo. Non dimenticarti di decorare con prezzemolo fresco tritato e il tuo hummus è pronto! In alternativa, potrai preparare l'hummus con burro di mandorle al posto della tahina e/o lenticchie al posto dei ceci.

La cecìna toscana: un sostituto del pane senza glutine

Per preparare un'ottima cecìna toscana (che in Liguria si chiama "farinata") fai preriscaldare il forno alla massima temperatura. Disponi 180 g di farina di ceci in un'ampia ciotola e aggiungi tre cucchiai d'olio extravergine di oliva, un cucchiaino di sale e, progressivamente, 600 ml di acqua, sempre mescolando con la frusta per amalgamare bene gli ingredienti e ottenere un composto liscio e senza grumi. Lascia riposare finché il forno non arrivi a temperatura. Ungi uniformemente una teglia di circa 26 cm di diametro con olio prima di versarvi l'impasto. Riponi in forno per 15- 20 minuti o finché non si forma una crosticina in superficie. Puoi decorare la superfice con foglie di rosmarino.

Ricette con i legumi

FAGIOLI ALL'UCCELLETTO

Ingredienti per quattro persone: 800 g di fagioli cannellini (peso fresco o dopo ammollo), 400 g di polpa di pomodoro, aglio, 4 cucchiai di olio extravergine di oliva, salvia, sale e pepe qb.

Fai dorare l'aglio nell'olio. Aggiungi i fagioli e falli saltare per un paio di minuti mescolando. Versa la polpa di pomodoro, poca salvia, sale e pepe. Fai cuocere a fuoco basso per circa mezz'ora prima di servire.

INSALATA DI CANNELLINI, ZUCCHINE E OLIVE NERE

Ricetta per quattro persone: Mescolare 200 g di insalata a foglia a scelta, 300 g di zucchini tagliati alla julienne, 300 g di fagioli cannellini (peso a cotto), 9-10 olive nere tagliate a metà, qualche foglia di basilico. Condisci con olio extravergine di oliva e succo di limone appena spremuto.

INSALATA DI CARCIOFI, CANNELLINI, E NOCI

Ricetta per quattro persone: Mescola 8 gambi di sedano tagliati a rondelle, 400 g di fagioli cannellini lessati (peso a cotto), 8 cuori di carciofo sott'olio tagliati a metà, 4 cucchiai di gherigli di noce, erba cipollina a piacere. Condisci con olio extravergine di oliva e succo di limone appena spremuto.

INSALATA DI CECI, POMODORI SECCHI E OLIVE NERE

Ricetta per quattro persone: Mescola 200 g di insalata rossa, 400 g di ceci lessati (peso a cotto), 200 g di pomodori secchi tagliati a rondelle, 4 cucchiai di olive nere tagliate a fettine, 4 cucchiai di semi di sesamo, 4 cucchiai di hummus (vedi ricetta), prezzemolo tritato. Condisci con olio extravergine di oliva e succo di limone appena spremuto.

INSALATA DI LENTICCHIE

Ricetta per quattro persone: Mescola 400 g di lenticchie nere lessate (peso a cotto), 200 g di pastinaca (o carota) tagliata a sfoglie longitudinali sottili con un pelapatate, 4 cucchiai di mirtilli rossi secchi, 4 cucchiai di pinoli, erba cipollina a piacere. Condisci con olio extravergine di oliva e succo di limone appena spremuto.

INSALATA DI PATATE DOLCI, LENTICCHIE E PISTACCHI

Ricetta per quattro persone: Mescola 200 g di insalate a foglia miste, 200 g di lenticchie nere lessate (peso a cotto), 400 g di patata dolce al forno o lessata tagliata a tocchetti, 4 cipolle rosse tagliate a rondelle, 4 cucchiai di pistacchi. Condisci con olio extravergine di oliva e succo di limone appena spremuto.

PASSATO DI LENTICCHIE ROSSE

Ingredienti per quattro persone: 800 g di lenticchie rosse, 2 cipolle grandi, 4 chiodi di garofano, 2 foglie di alloro, 50 g di panna vegetale, 4 cucchiai di olio di oliva extravergine (o di semi di sesamo), scaglie di zenzero, sale e pepe qb.

Fai lessare le lenticchie per 30 minuti in poca acqua insieme ad una foglia di alloro e alla cipolla steccata con un chiodo di garofano, sale e pepe. Se necessario, aggiungi acqua durante la cottura, senza mai diluire troppo le lenticchie. Passati circa 20 minuti, aggiungi lo zenzero. Togli dal fuoco, aggiungi la panna e frulla gli ingredienti insieme all'acqua di cottura rimasta. Servi in tavola con prezzemolo fresco tritato e un filo di olio di oliva o di sesamo a crudo.

SEITAN AL CURRY

Ingredienti per quattro persone: 400 g di seitan a fette, 2 cucchiai di curry in polvere, 4 cucchiai di fecola di patate, ½ limone, 4 cucchiai di olio extravergine di oliva, 4 cucchiai di salsa di soia, rosmarino, prezzemolo.

Versa nella padella l'olio, il curry e il rosmarino e mescola bene. Fai scaldare, quindi aggiungi il seitan. Cuoci il seitan un paio di minuti per parte, poi riponilo in un piatto. Riempi mezzo bicchiere con acqua, scioglici quattro cucchiai di fecola mescolando bene e versa il liquido in un tegame. Aggiungi il succo di mezzo limone e qualche goccia di salsa di soia, e fai addensare mescolando. Versare il sugo ottenuto sulle fettine di seitan. Puoi ornare il tuo seitan con fettine di limone e prezzemolo.

ZUPPA CONTADINA DI FAVE

Ingredienti per quattro persone: 300 g di pane, 300 g di fave fresche, 300 g di carote, sedano, aglio, finocchietto selvatico, 4 cucchiai di olio extravergine di oliva, sale e pepe.

Inizia con lo sgusciare le fave, privale della pellicola interna e falle lessare in acqua. A metà cottura (20-30 minuti dopo) togline metà e schiacciale con una forchetta. Rimettile nell'acqua e aggiungi del sale, oltre ad un trito di cipolla, carota e sedano. Dopo circa un quarto d'ora, unisci un trito di finocchio selvatico, aggiungendo ulteriore acqua bollente (se necessario). Porta avanti la cottura per un altro quarto d'ora. Servi la zuppa in un piatto fondo insieme a delle fette di pane tritato e strofinato con aglio. Condisci con sale e pepe prima di servire

ZUPPA DI FAVE ALLA PUGLIESE

Ingredienti per quattro persone: 800 g di broccoli, 400 g di fave (pesate dopo l'ammollo), 4 cucchiai di olio extravergine di oliva, cipolla, sale e pepe qb.

Fai lessare le fave, dopo averle ammollate per almeno 12 ore in acqua con la cipolla. A parte fai lessare i broccoli. Una volta cotte, scola e frulla le fave. Servi il purè con le cimette di broccolo lessate; aggiungi un pizzico di sale e pepe e irrora con olio a crudo.

ZUPPA DI LENTICCHIE E RADICCHIO

Ingredienti per quattro persone: 200 g di radicchio rosso, mezza cipolla piccola, 300 g di lenticchie (peso a cotto), 4 ciuffetti di finocchietto, 4 cucchiai di olio extravergine di oliva, sale e pepe qb.

Taglia il radicchio a striscioline e riponilo in una casseruola con le lenticchie lessate, il finocchietto tritato, la cipolla affettata. Copri a velo con acqua e porta a ebollizione. Aggiungi sale e pepe. Fai bollire 1-2 minuti, poi frulla metà del composto. Riunisci quest'ultimo alla parte non frullata e servi con un cucchiaino di olio.

ZUPPA DI PISELLI ALLA CURCUMA

Ingredienti per quattro persone: 800 g di piselli (freschi o peso scongelato), 2 kg di finocchi, 2 cucchiai di curcuma, qualche foglia di menta, 4 cucchiai di olio extravergine di oliva, sale e pepe qb.

Fai lessare i finocchi fino a che saranno teneri. A parte, fai lessare i piselli. Frulla i finocchi con la loro acqua di cottura quanto basta per ottenere una crema piuttosto liquida e rimettila sul fuoco. Unire il resto degli ingredienti alla crema di finocchi, porta a ebollizione per 1-2 minuti. Spegni il fornello e servi in tavola.

ZUPPA DEL MONTANARO

Ingredienti per quattro persone: 400 g di lenticchie, 300 g di castagne, 300 g di un mix di carota e sedano, 100 ml di salsa di pomodoro,

1 mix di erbe aromatiche tritate, qualche foglia di alloro.

Lascia le lenticchie ad ammollare per almeno 6 ore prima di lessarle in acqua insieme ad una foglia di alloro, alle altre erbe aromatiche, alle castagne sbucciate e tagliate a pezzetti, alla carota e al sedano tritati. Cuoci fino a quando tutti gli ingredienti non si saranno ammorbiditi, aggiungendo la salsa di pomodoro a metà cottura.

Tre modi per preparare un tofu che ti piacerà

Il tofu è un alimento perfetto per usare proteine vegetali al posto di quelle animali. Molte persone storcono il naso quando sentono parlare di questo alimento. Hanno sentito dire che non ha un buon sapore oppure danno semplicemente per scontato che non ha un sapore fantastico perché è qualcosa di non comune. Oppure hanno provato il tofu e hanno deciso che non lo amano particolarmente.

Diciamo intanto che il tofu è come tutti gli altri alimenti, vegetali o animali che siano: può essere preparato in modo scorretto e quindi non essere particolarmente gustoso, oppure può essere cucinato in modo da avere un ottimo sapore. Sia che tu non abbia mai provato il tofu e non pensavi di volerlo provare, sia che l'abbia già assaggiato e subito odiato, sia che invece ti piaccia già, penso che troverai comunque queste semplici ricette piacevoli da provare.

Un modo semplicissimo per preparare il tofu è comunque quello di tagliarlo a fette da riporre in una padella calda oliata con una

spolverata di sale integrale e pepe nero (e magari del gomasio). Il
tofu condito in questo modo ha un ottimo sapore da solo o
infilato tra 2 fette di pane integrale tostato.

TOFU SALTATO ALLA SALSA TERIYAKI

Ingredienti per quattro persone: 300 g di tofu, salsa Teriyaki, 4 cucchiai
di olio extravergine di oliva.

Scola il tofu e premilo con un panno per far uscire tutta l'acqua
che ha assorbito. Taglialo a cubetti, fallo marinare per 15 minuti
in una ciotola dove avrai versato una tazza di salsa Teriyaki. Fallo
saltare in padella con un cucchiaio di olio extravergine di oliva.
Fai scorrere il tofu sulla padella così che non si attacchi al fondo,
e fallo dorare su ogni lato.

TOFU SALTATO ALLA SALSA MESSICANA

Ingredienti per quattro persone: 300 g di tofu, salsa rossa messicana, 4
cucchiai di olio extravergine di oliva, 4 tortillas di mais.

Elimina l'acqua dalla confezione di tofu e premilo con un panno
per far uscire tutta l'acqua che ha assorbito. Taglia il tofu a cubetti.
Fai marinare il tofu nella salsa rossa messicana. Successivamente,
fallo di nuovo soffriggere e aggiungilo a delle tortillas di mais. Ti
consiglio di guarnire con una cucchiaiata di guacamole fresco
prima di gustarlo.

INSALATA AGRODOLCE CON TOFU E FRUTTA SECCA

Ingredienti per quattro persone: 400 g di insalata a foglia, 200 g di carote, 200 g di tofu alla piastra, 40 g di frutta secca a guscio (ad esempio, nocciole e mandorle), 40 g di bacche di goji o uvetta, 2 cucchiai di semi di sesamo, 4 cucchiai di aceto di mele, 4 cucchiai di senape, 2 cucchiai di olio extravergine di oliva, sale e pepe qb.

Lava e monda l'insalata e, dopo averla asciugata, spezzala grossolanamente con le mani. Versala in un'insalatiera. Taglia il tofu a cubetti dopo averlo premuto con un panno per fare uscire l'acqua che ha assorbito; grattugia le carote e uniscile all'insalata. Versa nell'insalatiera le bacche di Goji e i semi di sesamo. Prepara la vinaigrette emulsionando l'olio, l'aceto di mele, il sale, il pepe e la senape. Condisci l'insalata con la vinaigrette e servi in tavola.

FARRO CON POMODORINI E TOFU SALTATI

Ingredienti per quattro persone: 400 g di farro, 800 g di pomodorini, 400 g di tofu al naturale, 4 cucchiai di olio extravergine di oliva, sale e pepe qb.

Fai lessare il farro in acqua salata per circa 25 minuti. Nel frattempo, fai scottare i pomodorini con il tofu tagliato a dadini in una padella con l'olio, dopo averlo premuto con un panno per far uscire l'acqua che ha assorbito. Scola il farro e fallo saltare con gli altri ingredienti, inclusi sale e pepe. Puoi servire subito o conservare in frigorifero per almeno un paio d'ore, nel caso lo si voglia consumare freddo.

Spero che ti innamorerai di queste ricette. Ricorda che il tofu è una fonte eccellente di proteine ed è piuttosto saziante.

Cucinare al meglio i cereali

Quando pensiamo ai cereali, ci vengono in mente automaticamente i carboidrati. Questi alimenti rappresentano invece anche una fonte di proteine. I cereali sono stati coltivati dall'uomo fin dall'inizio dell'agricoltura. Il frumento in particolare, costituisce l'alimento principale delle popolazioni mediterranee ed è utilizzato per la produzione del pane, oltre che essere un ingrediente base della pasta, del *bulgur* e del *couscous*. Altri cereali molto popolari nell'Europa del sud sono il riso (coltivato in Italia, Francia e Spagna) e il mais, che viene macinato per ottenere la farina con cui in Italia si prepara la polenta.

Come ho già ricordato più volte, i cereali da preferire sono sempre quelli integrali, ricchi di fibre e sostanze antiossidanti. Le fibre contenute nei cereali integrali ne aumentano la saziabilità e riducono la velocità con cui l'amido viene assorbito. Quest'ultimo fatto permette una risposta glicemica più lenta dopo il pasto, perché la glicemia aumenta più lentamente, man mano che l'amido viene assorbito nell'intestino. Questo fenomeno permette così di rallentare il ritorno della fame e di affaticare in misura ridotta il pancreas. Nel caso contrario, quando invece si consumano cereali raffinati non associati a delle verdure, l'amido viene assorbito rapidamente, la glicemia del sangue aumenta in maniera repentina. Questo costringe il pancreas a produrre molta insulina in tempi ridotti, facendo diminuire di colpo la glicemia. La fame torna così rapidamente, dato che essa è collegata (anche) a bassi livelli di zuccheri nel sangue. I cereali integrali contengono inoltre fitosteroli (contenuti nella crusca e nel germe), oltre che folati, magnesio, potassio, selenio, vitamina E e flavonoidi. Purtroppo, come ho già ricordato nel mio libro precedente[8], il germe di grano viene perso nella lavorazione dei cereali, anche quelli integrali. Pasta e riso sono i piatti più comuni della tradizione italiana, e non vi sono problemi a consumarli 3-4 volte ogni settimana, dando però la preferenza ai prodotti non raffinati. I sughi migliori per condire pasta e riso sono quelli a prevalenza di verdure, oltre che cipolla e aglio, oppure pomodoro, preparati con olio extravergine di oliva.

Alcuni consigli per la preparazione dei cereali

Prima dell'uso, i cereali in chicchi vanno sempre accuratamente lavati e sciacquati per privarli della polvere e delle eventuali impurità. Alcuni di essi (ad esempio, il cous cous) possono inoltre essere tostati prima della cottura in acqua, operazione che permette ai chicchi di rimanere ben separati l'uno dall'altro, essere più digeribili e acquistare più forza. È questo il caso del cous cous, del miglio e del grano saraceno.

I tempi di cottura variano da prodotto a prodotto. In ogni caso, la cottura può avvenire in acqua o brodo ed è possibile utilizzare anche quella conservata dall'eventuale bollitura di verdure (acqua di cottura), che è ricca di sali minerali. Attenzione a non

---

8 Non è vero ma vuoi crederci, le bugie sulla corretta alimentazione. www.gianlucatognon.com/it/libri.

riutilizzare invece l'acqua nella quale avete ammollato i legumi, poiché questi ultimi potrebbero rilasciare sostanze anti-nutritive che è bene eliminare. Normalmente, i cereali in chicco vanno aggiunti all'acqua in ebollizione, insieme alla giusta dose di sale. Abbassa la fiamma, copri la pentola e continua la cottura a fuoco delicato per il tempo necessario. Puoi quindi spegnere la fiamma e lasciar riposare il cereale per qualche minuto, prima di servirlo o di mescolarlo alle verdure di condimento. Quest'ultima operazione può essere fatta fermando la cottura a metà quando utilizzi pentole di coccio, perché queste rimangono calde a lungo e permettono di continuare la cottura lentamente.

Talvolta può essere utile, o necessario, come nel caso della segale, tenere in ammollo il cereale prima di cuocerlo, in modo da ottenere una cottura dei chicchi più omogenea e meno prolungata.

Alcuni prodotti richiedono una preparazione particolare, come il cous cous e il bulgur. Questi ultimi vanno tostati in poco olio, rigirandoli con un mestolo di legno, per poi versarli in una zuppiera con acqua bollente salata, due tazze di acqua per una di cereali. Dopo un quarto d'ora circa il preparato si sarà gonfiato a sufficienza.

I fiocchi di cereali possono essere usati per la preparazione di zuppe, porridge e creme, oltre che miscelati allo yogurt, magari accompagnati con della frutta fresca o essiccata.

Ricette con i cereali

BULGUR ALLA MENTA

Ingredienti per quattro persone: 200 g di bulgur, 1 kg di verdure miste e affettate (zucchine, peperoni, pomodori), 2 cucchiai di pinoli, 2 cucchiai di uva passa, qualche foglia di menta tagliata a pezzettini, 3 cucchiai di succo di limone, 2 cucchiai di olio extravergine di oliva.

Fai lessare il bulgur seguendo le indicazioni riportate sulla confezione. Aggiungi gli altri ingredienti, eventualmente fatti saltare in padella, mescola e servi in tavola.

CONCHIGLIE ALLA PIACENTINA

Ingredienti per quattro persone: 400 g di conchiglie (o altro tipo di pasta), 400 g di fagioli freschi, 200 g di pomodori pelati, sedano, carota, cipolla, aglio, prezzemolo, basilico, un cucchiaio di olio extravergine di oliva, sale e pepe qb.

Fai lessare i fagioli in acqua salata, con mezza cipolla e il sedano tritati. Mentre i fagioli sono in cottura, a parte prepara un soffritto in olio di carota, cipolla, aglio e prezzemolo tritati. Lascia appassire, quindi aggiungi i fagioli (sgocciolati) e i pelati tagliati a pezzetti. Aggiusta di sale e pepe. Abbassa la fiamma e lascialo cuocere per qualche minuto. Alla fine, aggiungi del basilico fresco tritato. A parte, fai lessare la pasta, scolarla e condiscila con il sugo di fagioli. Spolvera con pepe e servi in tavola.

COUS COUS ALL'ORTOLANA

Ingredienti per quattro persone: 350 g di cous cous, 1 kg di verdure miste, 600 g di pomodori maturi, vino bianco, cipolla, aglio, sale, pepe e 50 ml di olio extravergine di oliva.

Fai rosolare aglio e cipolla in metà dell'olio, aggiungi le verdure precedentemente lavate e affettate sottilmente, il sale, il pepe e il pomodoro maturo tagliato a tocchetti. Bagna con il vino e fai sfumare. Cuoci per 25 minuti circa. A parte, fai tostare il cous cous per 1-2 minuti nella restante parte dell'olio e aggiungi acqua bollente, in proporzioni pari a circa il triplo del volume del cous cous. Lascia riposare fino a che non si sarà gonfiato. Unisci il cous cous alle verdure e servi in tavola.

CREMA DI MIGLIO CON ZUCCA E CROSTINI

Ingredienti per quattro persone: 400 grammi di miglio, 2 kg di zucca tagliata a cubetti, 4 porri tagliati a rondelle sottili, brodo vegetale, 4 cucchiai di olio di semi di sesamo, rosmarino, 4 cucchiai di salsa di soia, pepe bianco macinato fresco, qualche crostino di pane.

In una pentola fai soffriggere un po' di olio di sesamo con il porro, il rosmarino tritato e la zucca tagliata a cubetti. Copri con il brodo, aggiungi il miglio e fai cuocere a fiamma bassa per 40 minuti circa. A fine cottura aggiungi la salsa di soia e il pepe bianco. Riduci il tutto in crema usando un frullatore ad immersione. Servi la crema di miglio e zucca calda con un filo di olio a crudo e qualche crostino.

FARFALLE INTEGRALI AI BROCCOLI E PINOLI

Ingredienti per quattro persone: 400 g di pasta, 800 g di broccoli, 4-5 cucchiai di pinoli, 4 cucchiai di olio extravergine di oliva, aglio, sale e pepe qb.

Fai rosolare leggermente l'aglio nell'olio e poi aggiungi i broccoli e falli saltare 15 minuti, mescolando di tanto in tanto. A parte, fai lessare la pasta in acqua salata, scolala al dente e mescolala con i broccoli. Guarnisci con i pinoli e spolvera con pepe prima di servire.

FARRO CON PESTO E POMODORINI

Ingredienti per quattro persone: 400 g di farro, 800 g di pomodorini, 50 g di pesto, 4 cucchiai di olio extravergine di oliva, sale e pepe qb.

Fai lessare il farro in acqua salata per circa 25 minuti. Nel frattempo, taglia i pomodorini in quattro parti e riponili nello scolapasta. Scola il farro sopra i pomodorini, così che si scottino con l'acqua di cottura. Mescola con il pesto e servi.

GRANO SARACENO CON I FUNGHI

Ingredienti per quattro persone: 400 g di grano saraceno, 800 g di funghi coltivati, cipolla bianca, vino bianco, prezzemolo tritato, 4 cucchiai di olio extravergine di oliva, sale e pepe qb.

Fai lessare il grano saraceno seguendo le indicazioni sulla confezione. Scolalo una volta lessato. A parte, fai rosolare la cipolla in olio, aggiungi i funghi affettati finemente, sfuma con il vino, aggiungi il sale e il pepe. Fai cuocere per circa 10-15 minuti. Mescola con il grano saraceno e servi in tavola.

INSALATA D'ORZO CON POMODORINI

Ingredienti per quattro persone: 400 g orzo perlato, 400 g pomodori rossi, 120 g di funghetti sott'olio sgocciolati, 8 olive nere snocciolate, 4 cucchiai di olio extravergine di oliva, sale e pepe qb.

Metti a cuocere l'orzo nella pentola a pressione, con 3/4 di litro d'acqua circa, per 15 minuti da quando fischia. Lava i pomodori e tagliali a dadini. Affetta le olive e i funghetti. Fai scolare l'orzo una volta cotto e ferma la cottura passandolo sotto l'acqua fredda. Trasferiscilo in una ciotola per poi condirlo con l'olio e tutti gli ingredienti precedentemente preparati. Aggiusta di sale, aggiungi poco pepe e, dopo averlo lasciato riposare almeno un'ora in frigorifero, servi in tavola.

INSALATA DI FARRO E VERDURE GRIGLIATE

Ingredienti per quattro persone: 400 g di farro, 800 g di un mix di verdure (peperoni, zucchine, melanzane, pomodorini), qualche foglia di basilico, 4 cucchiai di olio extravergine di oliva, sale e pepe qb.

Lava, pulisci e affetta le verdure. Falle grigliare e condiscile con sale e pepe. Nel frattempo, fai lessare il farro in acqua salata, seguendo le indicazioni sulla confezione. Scolalo e condiscilo con le altre verdure e l'olio prima di servire.

INSALATA DI QUINOA

Ingredienti per quattro persone: 200 g di quinoa, 200 g di avocado, cipolla rossa, 400 g di pomodori, prezzemolo tritato, 4 cucchiai di olio extravergine di oliva, succo di limone, aceto di vino rosso, sale e pepe qb.

Porta l'acqua ad ebollizione, aggiungi la quinoa, mescola e riporta a ebollizione. Lascia cuocere a fuoco medio per 12 minuti. Scola e sciacqua bene con acqua fredda per fermare la cottura. Trasferisci la quinoa in una grande ciotola. Aggiungi tutti gli ingredienti e mescola bene prima di servire.

LINGUINE ALLA MARSICANA

Ingredienti per quattro persone: 400 g di linguine, 8 pomodori pelati, 200 g di funghi porcini, 10 olive affettate a rondelle, qualche cucchiaio di capperi, 4 cucchiai di olio extravergine di oliva, aglio, cipolla, prezzemolo, peperoncino, sale e pepe qb.

Fai ammollare i funghi porcini per qualche ora prima di lessarli. Fai saltare l'aglio e la cipolla tritati nell'olio caldo per un paio di minuti, quindi aggiungi i funghi tritati, i capperi tritati e le olive; fai soffriggere un paio di minuti. Infine, aggiungi il pomodoro spezzettato. A parte, fai lessare la pasta in acqua bollente e salata, scolala e condiscila con il sugo preparato a parte. Cospargi di prezzemolo fresco tritato e servi.

MIGLIO AL VERDE

Ingredienti per quattro persone: 400 grammi di miglio, 200 g di broccoli, 200 g di cavolo romanesco, 200 g di cavolfiore bianco, 200 g di patate, 4 cucchiai di Parmigiano molto stagionato grattugiato, 4 cucchiai di olio extravergine di oliva, aglio, 4 cucchiai di pistacchi tostati e salati, sale e pepe qb.

Lava il miglio in un colino a maglie strette e fallo tostare in padella. Versa il doppio del suo volume di acqua salata e fallo lessare per 15-20 minuti finché non assorbe tutto il liquido. Fai lessare i broccoli, le patate e i cavoli in acqua salata e frullali con poca della loro acqua di cottura fino a formare una crema densa. Aggiungi Parmigiano grattugiato, pistacchi, pepe e dell'olio soffritto con qualche spicchio d'aglio.

MIGLIO BROCCOLI E POMODORINI

Ingredienti per quattro persone: 400 g di miglio decorticato, 400 g di cimette di broccolo, 400 g di pomodorini, 4 cucchiai di olio di oliva extravergine, aglio, sale e pepe qb.

Fai cuocere le verdure nel microonde alla massima potenza per 4-5 minuti. Nel frattempo, fai lessare il miglio in acqua salata per circa 10-15 minuti. Scolalo e mescolalo con le verdure e condisci con sale, pepe e un filo d'olio.

MINESTRA DEL BOSCAIOLO

Ingredienti per quattro persone: 400 g di pasta, 300 g di lenticchie, 300 g di funghi, cipolla, garofano, alloro, aglio, prezzemolo, 4 cucchiai di olio extravergine di oliva, sale e pepe qb.

Fai lessare le lenticchie con l'alloro e una cipolla steccata con un chiodo di garofano, dopo averle ammollate per 6 ore in acqua senza sale. Mentre le lenticchie sono in cottura, fai trifolare i funghetti in un soffritto d'aglio, con sale e pepe, dopo averli mondati e affettati. Quando le lenticchie saranno quasi cotte, aggiungi la pasta e il sale. Una volta che questa sarà cotta, aggiungi i funghi. Cospargi di prezzemolo fresco tritato e servi.

MINESTRA DELLA COMARE

Ingredienti per quattro persone: 400 g di ditalini, 500 g di un mix di verdure (porro, patata e piselli), brodo vegetale, erbe aromatiche a piacere (alloro, prezzemolo, timo, maggiorana, ecc.), sale e pepe qb.

Lava e affetta il porro, taglia la patata a dadini ed eventualmente scongela i piselli (o ammollali in acqua per almeno 6 ore). Fai lessare tutti gli ingredienti nel brodo vegetale e servi in tavola. In alternativa, puoi iniziare con le verdure e aggiungere la pasta o il riso dopo 10-15 minuti. Per dare più sapore puoi aggiungere una foglia di alloro durante la cottura, o altre erbe aromatiche a piacere (prezzemolo, maggiorana, ecc.).

MINESTRA DI BROCCOLI, QUINOA E TOFU AL LIME

Ingredienti per quattro persone: 400 g di quinoa, 150 g di tofu al naturale, 400 g di broccoli, 400 g di porri, 4 cucchiai di olio extravergine di oliva, succo di lime, sale e pepe qb.

Lava e monda il porro e taglialo a rondelle. Sciacqua i broccoli e tagliane le cimette. Metti le verdure in una pentola capiente e coprile con il brodo vegetale bollente. Porta a ebollizione lentamente e, quando inizia a bollire, aggiungi la quinoa precedentemente sciacquata. Fai cuocere la zuppa su fiamma bassa per 15 minuti, sino a che le verdure saranno tenere e la quinoa si sarà gonfiata. Mentre la zuppa cuoce, taglia il tofu a pezzi di circa 1 cm di lato. Unisci il tofu alla zuppa un minuto prima di toglierla dal fuoco. Togli dal fuoco la zuppa e spremici sopra il succo di lime. Mescola ripartisci nei piatti da portata per poi servire.

MINESTRA DI RISO E PATATE

Ingredienti per quattro persone: 400 g di riso, 400 g di patate novelle, 4 cucchiai di olio extravergine di oliva, prezzemolo, cipolla, brodo, sale e pepe qb.

In una casseruola fai soffriggere la cipolla con l'olio. Appena imbiondita aggiungi le patate tagliate a piccoli pezzi e il riso. Mescola bene, copri con del brodo, condisci con poco sale e pepe e fai cuocere a calore moderato, aggiungendo ulteriore brodo, se necessario. Quando il riso sarà cotto, aggiungi del prezzemolo tritato e servi in tavola.

MINESTRA DI RISO E SPINACI

Ingredienti per quattro persone: 400 g di riso, 400 g di spinaci, qualche foglia di basilico sminuzzata, aglio, 50 g di pecorino stagionato grattugiato, 4 cucchiai di olio extravergine di oliva, sale.

Fai lessare gli spinaci tagliati a pezzi in acqua insieme al riso. In ultimo aggiungi il basilico, sale, aglio, pecorino e olio. Tieni sul fuoco ancora due minuti mescolando e servi in tavola.

ORZOTTO ALLE VERDURE

Ingredienti per quattro persone: 400 g di orzo perlato, 1 kg e mezzo di un mix di verdure (carote, broccoletti, carciofi, cicoria), 4 cucchiai di olio extravergine di oliva, cipolla, brodo vegetale, sale e pepe qb.

Lava, monda e affetta le verdure. Fai soffriggere la cipolla in olio fino a farla appassire e aggiungi le verdure, mescolando per qualche minuto. Aggiungi l'orzo perlato e mescola Aggiungi brodo in quantità doppia al contenuto del pentolino e lascia cuocere lentamente per 30-40 minuti o fino a quando l'orzo non sarà tenero. Aggiungi brodo bollente di tanto in tanto se necessario.

PASTA ALLA MONTANARA

Ingredienti per quattro persone: 400 g di pasta, 300 g di funghi prataioli, 300 g di cavolo cappuccio, 300 g di porri, 4 pomodori pelati, 4 cucchiai di Emmenthal grattugiato, 4 cucchiai di olio extravergine di oliva, aglio, sale e pepe qb.

Lava, monda e affetta gli ortaggi e i funghi. Saltali nell'olio caldo con l'aglio per qualche minuto. Aggiungi il pomodoro spezzettato, sale e pepe. Lascia cuocere per 30 minuti. Nel frattempo, fai lessare la pasta in acqua salata, scolala, e condiscila con il sugo preparato a parte. Spolverizza con Emmenthal grattugiato prima di servire.

PASTASCIUTTA DI PRIMAVERA

Ingredienti per quattro persone: 400 g di pasta di semola, 400 g di pisellini, 400 g di un mix di carote, cipolla e pomodorini, 4 cucchiai di olio extravergine di oliva, sale e pepe qb.

Fai lessare la pasta al dente in acqua salata. Durante la cottura, poni uno scolapasta di metallo sopra la pentola contenente le verdure affettate e i piselli. Copri con un coperchio così da cuocere le verdure al vapore mentre la pasta cuoce. Scola e mescola la pasta con le verdure, condisci con olio, sale e pepe prima di servire.

PORRIDGE CON LA FRUTTA

Ingredienti per quattro persone: 250 g di fiocchi di avena, 1 litro e mezzo di acqua, 600 g di frutta tagliata a pezzettini, 1 vasetto di yogurt bianco o di soia (facoltativo).

Fai bollire l'acqua nel bollitore e poni i fiocchi di avena in una fondina. Quando l'acqua bolle, versala sopra i fiocchi di avena e mescola. Attendi 3 minuti che l'avena abbia assorbito l'acqua e aggiungi la frutta tagliata a pezzettini e una cucchiaiata di yogurt bianco. La frutta più dura (come mele e pere) può anche essere aggiunta all'inizio insieme all'acqua bollente, così che si ammorbidisca. In alternativa, puoi lasciare i fiocchi di avena in ammollo nel succo di arancia per qualche ora senza bisogno di cuocerli.

QUINOA LIMONE E ZENZERO

Ingredienti per quattro persone: 400 g di quinoa, 400 g di ceci (peso dopo l'ammollo), prezzemolo tritato, succo di limone, 8-10 olive affettate a rondelle, zenzero in polvere, qualche foglia di alloro, 4 cucchiai di olio extravergine di oliva, sale.

Lessa la quinoa in acqua salata e, a parte, i ceci in acqua con alloro. Scola, elimina l'alloro e mescolali prima di servire.

RISO AL RAGÙ DI SOIA

Ingredienti per quattro persone: 400 g di riso, 400 g di fagioli di soia (peso a fresco o dopo ammollo), 600 g di pomodori pelati, 4 cucchiai di olio extravergine di oliva, cipolla, sale e pepe qb.

Fai scottare i fagioli di soia per qualche minuto in acqua salata. Scolali e strizzali. Fai rosolare la cipolla e, quando sarà appassita, aggiungi i fagioli di soia e falli saltare per qualche minuto. Unisci i pomodori e fai cuocere per 30 minuti. A parte fai lessare il riso, scolalo una volta cotto e condiscilo con il sugo preparato a parte.

RISO CON I CECI

Ingredienti per quattro persone: 400 g di riso, 300 g di ceci secchi, alloro, cipolla, prezzemolo, brodo vegetale, 4 cucchiai di olio extravergine di oliva, sale e peperoncino in polvere.

Metti i ceci a bagno con 12 ore di anticipo, scolali e falli lessare per 45 minuti nel brodo, insieme alla cipolla tritata e all'alloro. Trascorso questo tempo, aggiusta il brodo, riportalo a ebollizione e aggiungi il riso. Copri e fai cuocere per 10-15 minuti. Scola e condisci con prezzemolo tritato, olio e peperoncino in polvere.

RISO FAGIOLI E BROCCOLI

Ingredienti per quattro persone: 400 g di riso a chicco lungo, 600 g di fagioli bianchi lessati, 600 g di broccoli, brodo, 4 cucchiai di Parmigiano stagionato, basilico fresco, 4 cucchiai di olio extravergine di oliva, sale e pepe qb.

Se utilizzi dei fagioli in scatola, sciacquali in un colino sotto acqua corrente. Metti i fagioli e il riso in una pentola o in una padella profonda; aggiungi il sale e copri con il brodo. Porta ad ebollizione. Quando il liquido bolle, regola il calore in modo che continui a bollire costantemente ma non vigorosamente e metti un coperchio sopra la pentola. Fai cuocere per 5-7 minuti fino a quando il riso non comincia a diventare tenero, ma non ancora completamente lessato. Taglia i broccoli e separa le cimette, affettando gli steli allo spessore che preferisci. Quando il riso comincia a diventare tenero, aggiungi i broccoli, aggiustando anche il brodo, se necessario. Copri la pentola e fai cuocere fino a quando il riso e broccoli non siano diventati teneri. È possibile continuare la cottura fino a quando il riso non abbia assorbito tutto il brodo, controllando ogni minuto o due. Aggiungi l'olio di oliva, Parmigiano, basilico e pepe.

RISO NERO CON ZUCCA, CANNELLINI E TOFU

Ingredienti per quattro persone: 400 g di riso venere, 300 g di polpa di zucca, 200 g di fagioli cannellini lessati, 150 g di tofu al naturale, 4 cucchiai di olio extravergine di oliva, salvia, sale qb.

Sciacqua il riso sotto acqua corrente e fallo cuocere seguendo i tempi riportati sulla confezione. Scolalo una volta che sarà pronto e versalo in una ciotola. Nel frattempo taglia la polpa della zucca a dadini, trasferiscila in una pirofila, unisci la salvia, un pizzico di sale, un cucchiaino d'olio e fai cuocere in forno per 20 minuti a 180°. Aggiungi la zucca al riso insieme ai cannellini e al tofu sbriciolato. Irrora con la quota rimanente di olio, aggiusta di sale e metti in tavola.

POLENTA CONTADINA DI PATATE

Ingredienti per quattro persone: 1 kg di patate, 200 g di farina di mais, 1 litro di latte, brodo, sale e pepe qb.

Fai lessare le patate, schiacciale con una forchetta e sciogliele nel latte. Versa il tutto in una pentola di medie dimensioni e ponila sul fuoco. Attendi che il composto giunga ad ebollizione, aggiungi il sale e versa la farina gialla. Mescola e fai cuocere la polenta per mezz'ora, aggiungendo brodo bollente se necessario. Negli ultimi 10 minuti aggiungi il pepe.

POLENTA MARZOLINA

Ingredienti per quattro persone: 300 g di farina di mais, 450 g di pisellini freschi sgranati, 6 cuori di carciofo, 4 cucchiai di olio extravergine di oliva, cipolla, prezzemolo tritato, brodo, sale e pepe qb.

Fai rosolare la cipolla, aggiungi i piselli e i cuori di carciofo affettati sottilmente, il prezzemolo, sale e pepe. Fai cuocere per qualche minuto, mescolando un paio di volte. Aggiungi del brodo e cuoci per circa mezz'ora. A parte, prepara la polenta, facendo bollire dell'acqua salata, aggiungendo poi la farina a pioggia mescolando continuamente e lasciando cuocere per 30-40 minuti. A termine cottura unisci la polenta ai piselli e ai carciofi.

Cucinare al meglio le verdure

Le verdure sono alla base di una dieta sana e di una corretta alimentazione, e andrebbero consumate almeno un paio di volte al giorno, sia cotte che crude. Cuocere le verdure però non è così semplice come sembra, perché ci sono degli errori che possono essere commessi facilmente e che faranno perdere sapore e nutrienti alle verdure, e quindi è meglio sapere come cucinarle al meglio. Ecco i miei consigli:

- Cerca sempre di alternare il consumo di verdura cruda e cotta. Questo perché ci sono dei componenti che vengono distrutti dalla cottura, mentre altri sono esaltati. Ti posso consigliare di mangiare un giorno la verdura cruda e il giorno dopo la versione cotta.

- In cucina non si butta mai via nulla. Puoi riciclare l'acqua di cottura delle verdure (assieme alla buccia e alle parti verdi di verdure come il porro), per preparare dei brodi vegetali o delle creme.

- Un altro modo veloce e molto facile di cuocere le verdure è quello di lessarle (tranne verdure come peperoni e pomodori, che hanno una grande parte acida), e poi frullarle con un frullatore a immersione per avere delle vellutate o creme. Possono essere condite con olio extravergine, Parmigiano (o altri formaggi), cereali, o crostini di pane integrale. Le vellutate possono anche accompagnare piatti di carne e di pesce.

- Al supermercato puoi acquistare verdure in ogni momento dell'anno, ma è meglio cercare di rispettare la stagionalità. Mangia principalmente verdure di stagione. La cottura in padella lascia praticamente intatte le proprietà nutritive delle verdure, tuttavia è meglio non esagerare con la cottura e lasciarle leggermente croccanti. Inoltre, cucinare le verdure ricche di antiossidanti (come cavoli, broccoli e pomodori) con dell'olio aumenta la loro biodisponibilità, soprattutto nel caso di licopene e carotenoidi.

- Condisci sempre le verdure con l'olio. In alcuni casi permette alle verdure di esaltare le loro proprietà (specialmente con i pomodori, i broccoli e le carote).

- I cavoli sono una delle verdure migliori per chi vuole assumere della vitamina C, ma la cottura ha l'effetto collaterale di farla sparire quasi del tutto. È molto meglio mangiare il cavolo a crudo, magari come componente di insalatone. Il cavolo è una delle verdure che è meglio cucinare il meno possibile per non compromettere le sue qualità nutritive.

- Se hai cucinato una serie di verdure grigliate (come zucchine o melanzane), e qualche porzione di cibo è avanzata, la puoi mangiare anche il giorno dopo, conservandola in frigo in un contenitore ermetico. Puoi semplicemente riscaldarle, oppure usarle per creare dei piatti nuovi. Ecco alcune dritte: puoi mangiarle su del pane abbrustolito (o anche dei crostini), assieme a dell'aglio, fare una frittata (ti basterà anche un solo uovo), oppure come condimento per una pasta, o dentro un'insalata vegetale, magari con olive, olio e acciughe.

- La verdura cotta al vapore mantiene le sue proprietà nutrizionali maggiormente rispetto alla semplice lessatura. Se hai un robot da cucina, ti sarà facile cuocere queste verdure al vapore. La cottura a vapore può richiedere più tempo in certi casi, ma è attualmente quella più leggera e indicata per conservare intatto il sapore delle verdure.

- Anche le cotture al forno e alla brace sono salutari e permettono alle verdure di conservare le loro proprietà nutrizionali. Io, per esempio, vado matto per le patate cotte al forno. È anche possibile cuocere le verdure al barbecue, ed è indicato per chi ama il particolare sapore affumicato che dà questa cottura.

- Le verdure troppo dure possono essere ammorbidite con una marinatura a base di olio, aceto, sale, zucchero di canna, limone e spezie a piacere. Un paio di ore in ammollo sono sufficienti per ammorbidirle.

- Tutte le verdure possono essere fritte. Alcune non necessitano nemmeno di essere immerse in una pastella, o di essere impanate. Tutti conoscono le patatine fritte, ma si possono friggere anche i cavolfiori, le cipolle, le zucchine e anche i fiori di zucca ripieni. Attenzione però che questa non è la tecnica di cottura più sana.

- Infine, lo sapevi che non solo le patate vanno bene per fare le chips? Prova ad affettare una barbabietola cruda con un pelapatate. Riponila su una teglia e mettila in forno alla massima temperatura finché le chips non diventano croccanti. Spargi un po' di sale e scoprirai un piatto nuovo e stuzzicante.

Ecco alcuni consigli su come cuocere le verdure in modo salutare. La verdura può quindi essere cucinata in svariati modi. Può costituire un piatto unico, un contorno abbinato a carne, pesce o formaggi, può essere farcita o diventare ingrediente per ripieni. A volte è anche il tocco insolito per pietanze dolci.

Alcune verdure funzionano bene sia crude che cotte, come ad esempio i cavoli. Nel caso di questi ultimi infatti, la cottura con olio permette di aumentare la biodisponibilità degli antiossidanti contenuti in questo tipo di verdura. Invece, consumare i cavoli crudi permette di mantenere intatto il contenuto di vitamina C. Quali sono le tecniche di preparazione delle verdure che preferisci?

Ricette con le verdure

CARCIOFI ALLE OLIVE

Ingredienti per quattro persone: 400 g di cuori di carciofo, 160 g di olive nere, 8 cucchiai di olio extravergine di oliva, succo di limone, prezzemolo, aglio, sale e pepe qb.

Taglia i cuori di carciofo a metà ed elimina l'eventuale barba. Affettali sottilmente e immergili in acqua acidulata con succo di limone. Fai soffriggere l'aglio e, dopo un paio di minuti, aggiungi i carciofi e le olive. Lascia cuocere per circa mezz'ora, eventualmente aggiungendo qualche cucchiaiata d'acqua calda. Poco prima di spegnere il fuoco, cospargi di prezzemolo fresco tritato e metti in tavola.

CAVOLFIORE E BROCCOLI PICCANTI

Ingredienti per quattro persone: 800 g di cavolfiori, 800 g di broccoli, 4 cucchiai di olio extravergine di oliva, 1 cucchiaino di peperoncino in polvere, 4 cucchiai di olio extravergine di oliva, sale e pepe qb.

Cuoci brevemente al vapore gli ortaggi, versali in una padella con olio caldo. Aggiungi sale e pepe, cuoci per 5-10 minuti e spolverizza con peperoncino in polvere prima di servire.

CAVOLINI ALL'ARANCIA

Ingredienti per quattro persone: 800 g di cavolini di Bruxelles, 100 ml di panna vegetale, 50 g di fecola di patate, 6-8 arance bionde, chiodi di garofano in polvere, sale e pepe qb.

Monda i cavolini e falli lessare in acqua salata. Scolali e falli sgocciolare per bene, e poi falli rosolare nell'olio caldo. Rigirali da tutti i lati, quindi cospargili con la fecola, sale, pepe, chiodi di garofano in polvere (poco) e buccia d'arancia grattugiata. Bagnali con il succo dell'arancia e aggiungi subito la panna. Mescola il tutto finché il fondo non diventa cremoso. Distribuisci nei piatti decorando con rondelle di arancia.

CREMA DI ZUCCA AL PEPERONCINO

Ingredienti per quattro persone: 1,5 kg di zucca, 1 cucchiaino di peperoncino piccante tritato, due o tre manciate di germogli del tipo preferito, timo, sale e pepe qb.

Lessa la polpa di zucca tagliata a tocchetti, falla frullare insieme a sufficiente acqua di cottura per ottenere una crema morbida. Aggiungi timo, sale e pepe e mescola. Cospargi con i germogli e servi.

FINOCCHI AL CURRY E LIMONE

Ingredienti per quattro persone: 1 kg di finocchi, 800 g di salsa di pomodoro, curry, scorza di limone biologico grattugiata, 4 cucchiai di olio extravergine di oliva, sale e pepe qb.

Monda i finocchi, tagliali a fette uniformi e mettili in una casseruola con olio caldo. Rosolali da entrambi i lati e unisci la salsa di pomodoro, una punta di curry, sale e pepe. Cuoci per 10-15 minuti mescolando di tanto in tanto e servi guarnendo con scorza di limone grattugiata e pepe.

FUNGHI TRIFOLATI

Ingredienti per quattro persone: 800 g di funghi champignons, aglio, prezzemolo, 4 cucchiai di olio extravergine di oliva, sale e pepe qb.

Lava bene i funghi e tagliali a fettine sottili. In una padella, fai rosolare l'aglio con l'olio, aggiungi i funghi e cuoci per 15 minuti. A fine cottura, aggiungi il sale e il pepe, poi cospargi di prezzemolo fresco tritato prima di servire.

GUACAMOLE

Ingredienti per quattro persone: 4 pomodori piccoli, 200 g di avocado, 4 spicchi d'aglio, cipolla, 4 cucchiai di succo di lime, 2 cucchiai di olio extravergine di oliva, peperoncino in polvere, sale e pepe qb.

Taglia l'avocado a metà ed estrai la quantità di polpa indicata. La rimanenza può essere tagliata a cubetti e congelata. Riponi la polpa in una ciotola e schiacciala fino a ridurla in una poltiglia cremosa. Lava e trita finemente aglio e cipolla e incorporali alla crema di avocado insieme a peperoncino in polvere, succo di lime, olio, sale e pepe. Mescola bene. Affetta il pomodoro a cubetti e aggiungilo alla crema. Mescola e conserva almeno un'ora in frigorifero prima di servire.

INSALATA DI BROCCOLI, FRAGOLE E MIRTILLI

Ricetta per quattro persone: Mescola 200 g di insalate a foglia miste, 200 g di cimette di broccolo crude, 200 g di fragole tagliate in quattro parti, 4 cucchiai di mirtilli, 4 cucchiai di nocciole tritate.

MELANZANE AL FORNO

Ingredienti per quattro persone: 800 g di melanzane, 400 g di mollica di pane raffermo, 80 g di olive, 120 g di gherigli di noce, qualche manciata di capperi, prezzemolo, origano, sale e pepe qb.

Sbuccia le melanzane e affettale nel senso della lunghezza. Riponile in un piatto con del sale e lasciale riposare per mezz'ora. Nel frattempo, mescola, in una fondina, la mollica di pane raffermo con le olive affettate, il prezzemolo, l'origano, i capperi e le noci tritate. Asciuga le melanzane dall'acqua che, nel frattempo, avranno prodotto, usando un panno pulito o della carta assorbente. Distribuisci su ciascuna fetta il composto a base di pane preparato a parte. Irrora con l'olio, aggiungi sale e pepe per poi infornare a 200° per circa mezz'ora, con la teglia coperta con un foglio di alluminio. Trascorso questo tempo, elimina l'alluminio e continua la cottura per altri 10 minuti, togli dal forno e metti in tavola.

PATATE DOLCI AL ROSMARINO

Ingredienti per quattro persone: 1 kg e mezzo di spinaci, 1 kg di patate dolci, rosmarino tritato, 4 cucchiai di olio extravergine di oliva, sale e pepe qb.

Sbuccia le patate e tagliale a dadini dopo averle lavate. Falle cuocere in una padella con olio caldo per 15 minuti, regolando di sale. Aggiungi gli spinaci e il rosmarino e fai saltare per qualche minuto, fino a quando gli spinaci non saranno appassiti. Spolverizza con pepe e servi.

PEPERONATA ALLE OLIVE

Ingredienti per quattro persone: 800 g di peperoni, 800 g di pomodori maturi (o pelati), 100 g di olive, 6 cucchiai di olio extravergine di oliva, 2 cucchiai di aceto, cipolla, sale e pepe.

Lava e affetta i peperoni e i pomodori. Fai saltare la cipolla nell'olio caldo fino a farla appassire. Aggiungi i pomodori, i peperoni e le olive, oltre all'aceto. Aggiungi sale e pepe e continua la cottura per circa mezz'ora, prima di servire.

POMODORI RIPIENI DI AVOCADO

Ingredienti per quattro persone: 800 g di pomodori perini, 4 avocado, 4 cucchiaio di olio extravergine di oliva, cipolla, prezzemolo fresco tritato, sale.

Taglia i pomodori in due nel senso della lunghezza e falli scolare su carta assorbente. Schiaccia l'avocado con una forchetta e mescolalo con la cipolla tritata finemente, l'olio e il sale. Farcisci i pomodori con questa miscela e servi con una spolverata di prezzemolo.

VELLUTATA DI VERZA, CAVOLFIORE E LENTICCHIE

Ingredienti per quattro persone: 400 g di verza, 400 g di cavolfiore, 160 g di lenticchie secche, 4 pezzi di alga kombu (facoltativo), aglio, salvia, 4 cucchiai di olio extravergine di oliva, 150 ml di latte di avena senza zuccheri aggiunti, prezzemolo tritato, brodo vegetale bollente, sale e pepe qb.

Metti in ammollo le lenticchie in abbondante acqua fredda per una notte. Cuocile per 30 minuti in un litro di acqua con l'alga kombu e l'aglio. Una volta cotte, coprile e lasciale intiepidire. Condisci con poco olio, sale e pepe e tienile da parte. Lava la verza e tagliala a striscioline sottili. Pulisci il cavolfiore e dividilo in cimette piccole.

Taglia le foglie di salvia a pezzi piccoli. In una pentola, fai scaldare due cucchiai di olio con la salvia, unisci il cavolfiore e la verza. Aggiungi il sale, mescola, unisci il brodo e cuoci con il coperchio per dieci minuti. Togli il coperchio e termina la cottura per altri cinque minuti. Riduci in crema con il frullatore a immersione. Rimetti sul fuoco, aggiungi la bevanda d'avena, cuoci ancora qualche minuto. Aggiusta di sale e pepe. Servi la vellutata ben calda nelle ciotole individuali, disponi le lenticchie al centro e cospargi con il prezzemolo tritato e un filo di olio.

ZUCCA GRATINATA CON FRUTTA SECCA TOSTATA

Ingredienti per quattro persone: 800 g di zucca, salvia fresca, 4 cucchiai di olio extravergine di oliva, 80 ml di panna vegetale, 40 g di nocciole, 40 g di noci pecan o pistacchi, 4 cucchiai di Parmigiano molto stagionato, sale e pepe qb.

Riscalda il forno a 230°. Spezzetta la zucca in un frullatore o usando una grattugia. Trita alcune foglie di salvia. Metti la zucca in una pirofila. Aggiungi la salvia, un cucchiaio di olio di oliva, e una spolverata di sale e pepe. Versa la panna sopra il composto. Copri la teglia con un foglio di alluminio e cuoci per 15-20 minuti, fino a quando la zucca sarà tenera e la panna più densa. Trita le noci e grattugia il Parmigiano. Quando la zucca sarà tenera, scopri la teglia, cospargi con il Parmigiano grattugiato, e con la frutta secca. Rimetti in forno e cuoci, scoperto, fino a quando la parte superiore non sarà leggermente dorata, circa 5 minuti in più. Lascia raffreddare per un minuto o due prima di servire.

ZUPPA DI CIPOLLE

Ingredienti per quattro persone: 600 g di cipolle bionde, 4 cucchiai di farina bianca, 4 cucchiai di Parmigiano grattugiato, 400 g di pane casereccio affettato, 4 cucchiai di olio extravergine di oliva, brodo, sale e pepe qb.

Fai bollire dell'acqua per fare il brodo Nel frattempo, affetta le cipolle sottilissime e falle appassire nell'olio a fuoco basso. Quando saranno rosolate, aggiungi la farina, facendola cadere a pioggia da un colino in modo da non formare grumi e mescolando continuamente. Aggiungi il brodo alle cipolle, un mestolo alla volta. Regola di sale e fai cuocere per mezz'ora. Nel frattempo, abbrustolisci le fette di pane casereccio e riponile in una tazza di coccio. Cospargi con il formaggio grattugiato e coprile con le cipolle preparate a parte. Poni in forno preriscaldato a 200° per 5 minuti o fino a che la zuppa non sarà gratinata.

Cucinare al meglio il pesce

Il pesce non è solo un pilastro della cucina italiana e della dieta mediterranea, ma è anche un cibo fondamentale per restare in salute. È ricco di proteine nobili, di minerali (come il fosforo), di vitamine e soprattutto di grassi polinsaturi, come gli omega 3, utili per controllare i livelli di colesterolo e trigliceridi del sangue oltre che per prevenire le malattie cardiovascolari. Per questi motivi, il pesce andrebbe mangiato almeno due volte alla settimana. Il pesce migliore è quello grasso, tipicamente il pesce azzurro.

Un discorso a parte merita la possibilità che il pesce sia contaminato da sostanze chimiche tossiche, un tema che ho già dibattuto anche in "Il nemico silenzioso", il libro che ho pubblicato sul tema dell'esposizione ai composti chimici tossici per la salute umana.

Ci sono molti modi per cucinare il pesce, indipendentemente che sia per primi piatti, antipasti o secondi. Ecco le tecniche di cottura più comuni:

A crudo. Un tipo di preparazione usato principalmente per gli antipasti, come i carpacci. Per poter mangiare il pesce in questo modo è necessario che sia freschissimo e conservato rispettando tutte le regole igieniche. Il sushi è un perfetto esempio di pesce crudo che riesce a diventare un piatto molto interessante. Si possono anche preparare delle mousse di salmone o di tonno, frullandolo e servendolo con pasta sfoglia o con altri ingredienti.

Cottura affogata o brasata. Perfetta per alcuni tipi di pesce ricchi di acqua, come il nasello o il dentice, il merluzzo o l'orata. L'obiettivo della cottura è quello di conservarla all'interno del pesce, in modo che non perda sapore. È molto importante cercare di non fare mai bollire il pesce (inizierebbe a perdere acqua, è un errore molto comune in cucina, specialmente per chi non ha troppa esperienza), ed è consigliabile cuocerlo a bassa temperatura e aromatizzare molto il pesce, dopo aver tolto la pelle.

Primi piatti. Nei primi piatti il pesce si può tagliare a fettine e cuocerlo assieme alla pasta (spaghetti allo scoglio, penne alla trabaccolara, penne al salmone), oppure in dei risotti di pesce, come quello al nero di seppia. È possibile anche realizzare dei ravioli di pesce o dei piatti freddi, come delle insalate di mare. Solitamente però nei primi piatti il pesce è cotto o lessato, è molto difficile che si metta il pesce crudo. È fondamentale pulirlo con attenzione, togliendo la pelle e le lische.

In padella. La cottura in padella è perfetta per i pesci sottili e per i filetti di pesce, come il classico filetto di platessa che si trova al supermercato. Solitamente il pesce viene cotto in padella assieme a un sughetto o a delle verdure.

Al cartoccio. Cuocere un pesce al cartoccio significa cuocere il pesce in forno dopo averlo avvolto attorno a un materiale, in modo che l'acqua e i sapori non possano fuoriuscire. Quest'ultimo è solitamente un foglio di alluminio, ma è meglio optare per la carta forno dato che l'alluminio è tossico. Si può abbondare con gli odori in questa cottura, e per capire quando il pesce è cotto basterà osservare il cartoccio. Quando smetterà di gonfiarsi il pesce sarà cotto a puntino.

In crosta. Il principio alla base della cottura in crosta è lo stesso del cartoccio, solo che, a differenza dell'altro tipo di cottura, si usano altri materiali, come per esempio il pane, oppure la pasta sfoglia o il sale. È adatta per pesci come il branzino o le orate. Ricorda di lasciare la pelle in questo tipo di cottura (specialmente se cuoci in crosta di sale), per evitare che il pesce diventi eccessivamente salato.

Frittura. Una delle cotture più comuni, facile da realizzare anche se non proprio ideale per la dieta e per la salute. Si frigge il pesce in abbondante olio caldo dopo averlo coperto con la farina oppure con del pane grattugiato per qualche minuto e poi si lascia scolare l'olio in eccesso su un panno assorbente. Si possono friggere tutti i tipi di pesce.

In ogni caso, la maggior parte dei pesci può essere cotta in padella o sotto il grill nel giro di qualche minuto. Ma le fettine grandi e i filetti (specialmente i filetti provenienti da pesci grossi come il pesce spada) potrebbero risultare abbastanza spessi da essere cotti in arrosto, e puoi cuocerli in questo modo arrostendoli in un forno caldo dall'inizio alla fine oppure scottandoli da un lato in una pirofila e finendo di cucinarli in forno o sotto il grill. È comunque molto rapido, di solito si impiegano dai 15 ai 20 minuti.

Il pesce può essere cotto al vapore semplicemente cuocendolo in una padella coperta da un coperchio. La padella dovrebbe avere un coperchio aderente ed essere abbastanza larga da contenere tutte le verdure e il pesce, ma non così grande da impedire che le verdure coprano il fondo in uno strato compatto. Puoi iniziare versando dell'olio nella padella e scaldandolo a fuoco medio-alto.

Volendo, insieme al pesce puoi cuocere al vapore anche delle verdure tagliate a pezzetti. Le verdure che contengono molta acqua, come quelle a foglia verde, le zucchine e i pomodori freschi, rilasceranno liquidi e contribuiranno alla formazione del vapore. Puoi anche mescolarle con altre verdure più amidacee, come le patate ma, probabilmente, più tardi dovrai aggiungere un po' di liquido durante la cottura.

Cucinare al vapore il pesce richiede circa lo stesso tempo impiegato per far ammorbidire le verdure. Se vuoi che le verdure siano solo leggermente tenere, falle saltare finché non risulteranno ancora leggermente croccanti da mangiare. Aggiungi abbastanza acqua da impedire che si attacchino.

Se i succhi delle verdure stanno bollendo sul fondo della padella, non aggiungere altro liquido. Altrimenti bagna leggermente. Se vuoi qualcosa di più simile ad uno stufato, aggiungi abbastanza liquido da dare una consistenza "da salsa" alle verdure.

Grossi filetti di pesce, gamberi, vongole e cozze sono ideali da cuocere al vapore – si cucinano velocemente e rimangono umidi. Disponili in cima alle verdure, cospargili di sale e pepe e copri la padella con un coperchio. Cuoci al vapore finché il pesce risulta cotto, controllandolo di tanto in tanto e aggiungendo più liquido se necessario. Quando il pesce risulta cotto, anche le verdure saranno pronte. Servi in un piatto insieme al pesce e cospargi con i succhi rimasti nella padella.

Ricette con il pesce

SGOMBRI ALLE OLIVE

Ingredienti per quattro persone: 800 g di sgombri sfilettati, 80 g di olive affettate a rondelle, cipolla, 800 g di pomodori maturi, origano, alloro, prezzemolo, 50 g di olio extravergine di oliva, sale e pepe qb.

Fai dorare la cipolla nell'olio caldo, aggiungi le olive e i pomodori. Lascia cuocere per 30 minuti circa, mescolando di tanto in tanto. Nel frattempo, accendi il forno a 200°C, e inforna il pesce insieme alla salsa preparata a parte e con una spolverata di origano e alloro spezzettato. Fai cuocere per circa mezz'ora in una teglia coperta da un foglio di alluminio, servi in tavola ben caldo.

SPIEDINI DI GAMBERI

Ingredienti per quattro persone: 1,5 kg di gamberi, 400 g di avocado, 500 g di cuori di carciofo, 100 ml di succo di limone, 50 g di olio extravergine di oliva, 1 cucchiaino di salsa Worcestershire, tabasco, origano, aglio, sale e pepe qb.

Prepara la marinata mescolando nel frullatore i seguenti ingredienti: olio, salsa Worcestershire, tabasco, origano, aglio tritato finemente, sale e pepe. Taglia l'avocado a grossi pezzi e i cuori di carciofo a metà. Riponili nella salsa appena preparata insieme ai gamberi e lascia marinare per circa 2 ore. Trascorso questo tempo, infilza gamberi, carciofi e avocado su uno o più spiedini e falli arrostire in forno per 6-7 minuti a 180° o sulla piastra, dopo averli spalmati con la marinata.

PESCE SPADA AL SALMORIGLIO

Ingredienti per quattro persone: 800 g di pesce spada, 50 g di olio extravergine di oliva, succo di limone, origano e prezzemolo fresco, sale e pepe qb.

Mescola il succo di limone con olio di oliva, sale e pepe. Aggiungi l'origano e il prezzemolo tritati. Fai grigliare il pesce 2-3 minuti per parte per poi condirlo con la salsa preparata a parte prima di servire.

SCAMPI AL CARTOCCIO

Ingredienti per quattro persone: 600 g di scampi, 4 uova, farina, 4 cucchiai di olio extravergine di oliva, prezzemolo, 5-6 spicchi di limone, sale e pepe qb.

Sbatti le uova in una ciotola con il sale. Passa gli scampi nell'uovo e poi nella farina. Avvolgi nella carta stagnola, bagna con l'olio e cuoci in forno a 180° per circa 20-30 minuti. Servi in tavola con alcuni spicchi di limone.

SEPPIE AGLI SPINACI

Ingredienti per quattro persone: 600 g di seppie surgelate (peso scongelato), 800 g di spinaci freschi, aglio, cipolla, 50 g di olio extravergine di oliva, brandy, sale e pepe qb.

Fai scongelare le seppie e, intanto, fai appassire aglio e cipolla nell'olio. A questo punto puoi unire le seppie, salare, pepare e lasciar colorire. Aggiungi poco brandy e fai sfumare. Copri e lascia cuocere per 50 minuti, aggiungendo poca acqua di tanto in tanto se il sugo dovesse asciugarsi. All'inizio degli ultimi 15 minuti di cottura, aggiungi le foglie di spinaci e fai appassire insieme alle seppie prima di portare in tavola.

Cucinare al meglio le uova

Le uova sono una possibile alternativa alla carne e contengono molte proteine nobili. L'uovo è una cellula embrionale e, come tale, ha un potere nutrizionale d'eccezione, oltre ad un apporto proteico di alto valore biologico. È anche un alimento di facile digestione, molto versatile, che si presta a numerose preparazioni, dagli antipasti ai dolci. Nonostante per anni siano state accusate di essere nocive a causa dell'elevato contenuto di colesterolo, sembra ormai che i grassi polinsaturi in esse contenuti riescano a controbilanciare questo svantaggio. Inoltre, la produzione di colesterolo da parte dell'organismo è ben regolata sulla base delle quantità assunte con la dieta. In ogni caso, si tratta sempre di alimenti di origine animale ed è pertanto raccomandabile non esagerare.

L'albume è ricco di proteine e povero di grassi, mentre la composizione del tuorlo presenta molti grassi insaturi. Ricco di vitamine e minerali, l'uovo è un alimento completo di medio contenuto energetico che fornisce tutti gli aminoacidi necessari all'organismo. È una fonte di colina, che sembra essere protettiva per la salute neuronale e cardiovascolare, oltre ad essere parte della fosfatidilcolina, importante costituente delle membrane cellulari. Un metabolita della colina, la betaina, riduce l'accumulo dell'omocisteina, un fattore di rischio cardiovascolare. Il tuorlo contiene anche carotenoidi (derivati dal mais usato nell'alimentazione del pollame) e il fatto che l'uovo contenga anche grassi li rende ancora più biodisponibili, dato che i carotenoidi sono liposolubili.

Non solo frittate: guida alla preparazione delle uova

Quando si acquistano delle uova, per prima cosa è bene verificarne il grado di freschezza. Questo può essere fatto in un modo molto semplice: immergendolo in acqua salata, l'uovo deve andare a fondo. Se l'uovo affiora di qualche millimetro o galleggia, significa che non è fresco.

Esistono vari modi per cucinare le uova: sode, strapazzate, alla coque, ecc. È possibile anche cuocerle "affogate" in acqua bollente, senza il guscio. In questo caso però, per evitare che l'albume si sfiocchi, è bene aggiungere due cucchiai di aceto nell'acqua di cottura. La cottura alla *coque* prevede di bollire l'uovo per tre minuti, massimo quattro. Dopo di che, l'uovo va riposto in un portauovo con la parte appuntita verso l'alto e si può gustare così con un cucchiaino e poco sale dopo aver rimosso la parte superiore del guscio. La frittura (sia di uova strapazzate che all'occhio di bue) è un'altra possibilità, scegliendo oli che resistano al calore come l'arachide o l'olio extravergine di oliva. Un altro modo di cucinare le uova è rappresentato dalla frittata al forno.

Le uova non vanno mai conservate con il guscio sporco, perché questo è molto poroso e lascia passare le impurità all'interno. Infine una curiosità: le uova incrinate possono essere cotte alla *coque*, senza che l'albume fuoriesca, strofinando in anticipo il guscio con del succo di limone.

Ricette con le uova

UOVA AL FORNO CON AVOCADO

Ingredienti per quattro persone: 4 avocado, 8 uova, peperoncino, sale e pepe, basilico fresco.

Imposta il forno a 225°. Taglia gli avocado a metà. Rimuovi l'avocado dalla sua buccia e posiziona le due metà in una teglia da forno. Rompi un uovo sopra ciascuna metà. A questo punto puoi condire con sale, pepe, peperoncino e basilico tritato. Cuoci in forno per circa 15 minuti.

UOVA ALL'ACETO

Ingredienti per quattro persone: 8 uova, 8 filetti d'acciuga sott'olio, 4 cucchiai di olio extravergine di oliva, aceto.

Ungi una pirofila con l'olio, rompici dentro le uova e cuocile in forno a 180° fino a quando l'albume non si sarà rappreso. Servi le uova spolverate con le acciughe tritate e ammollate per qualche minuto nell'aceto.

UOVA ALLA SENAPE

Ingredienti per quattro persone: 8 uova, 4 cucchiai di Parmigiano grattugiato, 4 cucchiai di panna da cucina, poca senape, 4 cucchiai di olio extravergine di oliva, sale e pepe qb.

Ungi una pirofila con l'olio, cospargila con del Parmigiano grattugiato e rompici sopra le uova. A parte, mescola senape, panna, sale e pepe. Versa il tutto sopra le uova e inforna a 180° per 15 minuti.

UOVA ALLA ZINGARESCA

Ingredienti per quattro persone: 8 uova, 400 g di peperoni di vario colore, aglio, origano, 4 cucchiai di olio extravergine di oliva, sale e pepe qb.

Lava e asciuga i peperoni, abbrustoliscili sulla piastra, rigirandoli da tutti i lati, fino a quando la loro superficie sarà più scura e accartocciata (ma non bruciata). Pelali e liberali dai semi e dai peduncoli bianchi che si trovano all'interno. Tagliali a listarelle sottili e saltali in padella con l'olio e l'aglio tritato. Rigirali nel soffritto a fiamma debole, cospargendoli di origano. Infine, riponili in una pirofila.
Adagia due uova sgusciate al centro della pirofila, aggiusta di sale e pepe e inforna a 180° fino a quando i tuorli non inizieranno a velarsi.

UOVA STRAPAZZATE AI FUNGHI E PANE

Ingredienti per quattro persone: 8 uova, 4 fette di pane casereccio, funghi champignon, brodo vegetale, 4 cucchiai d'olio extravergine di oliva, 2 cucchiai di panna vegetale, aglio, sale, pepe, 4 cucchiai di Parmigiano stagionato, erba cipollina.

Fai abbrustolire il pane, pulisci i funghi e affettali. Fai scaldare il brodo e, in una padella, mettere un cucchiaio d'olio e uno spicchio d'aglio spellato e schiacciato con i denti di una forchetta. Fallo dorare e poi toglilo dalla padella. Unisci i funghi, un pizzico di sale, due cucchiai di brodo e cuoci per 10 minuti a fiamma media. Aggiungi altro brodo se il fondo di cottura dovesse asciugarsi troppo. A fine cottura, unisci la panna e del pepe, amalgama, spegni il fuoco e tieni coperto. Versa un filo d'olio in un padellino. Rompi le uova nel padellino e mescola con un cucchiaio di legno. Aggiungi metà Parmigiano e termina la cottura. Metti una porzione di uova sul pane, aggiungi i funghi, spolvera con il Parmigiano, l'erba cipollina tritata e servi in tavola.

Preparare i dolci senza lo zucchero

Cucinare i dolci senza lo zucchero sembra un controsenso: i dolci sono nati per contenere zucchero! Non esattamente. In natura esistono molte sostanze dolci contenute, ad esempio, nella frutta. Puoi quindi utilizzare quest'ultima, o del succo di mela concentrato, per dolcificare un dolce senza ricorrere allo zucchero. Così facendo aggiungerai anche delle vitamine e dei sali minerali al tuo dolce.

Vorrei inoltre sottolineare che tutti noi siamo ormai abituati ad avvertire come "dolce" un alimento ricco di sostanze edulcoranti. In realtà, il palato può essere riabituato in modo da poter apprezzare, pian piano, anche dei sapori dolci meno intensi. Questo è il motivo per cui sconsiglio di utilizzare alcuni tipi di dolcificanti artificiali, come l'aspartame o la saccarina, perché conferiscono un sapore da 1000 a 10000 volte più del normale zucchero da cucina.

Molte ricette che ho trovato nei blog o nei libri di cucina contengono zucchero di cocco. Non credo sia una buona idea usarlo; anche se tutti sostengono che abbia un indice glicemico inferiore al saccarosio (il normale zucchero da cucina), lo zucchero di cocco è comunque saccarosio all'80%. Puoi leggere di più su questo tema nel mio blog[9].

Sconsiglio anche il miele, a meno che non ne usi davvero poco e ti assicuri di acquistarlo da un produttore conosciuto. Il miele è uno degli alimenti più adulterati che ci siano; quelli più economici sono, in realtà, sciroppo di fruttosio concentrato. Una comune truffa, insomma, dal momento che è molto difficile distinguere il miele vero dallo sciroppo di fruttosio[10]. Quest'ultimo inoltre, non contiene vitamine o minerali come il miele vero. Anche lo sciroppo di agave è fruttosio concentrato[11]. Ecco perché è così dolce! Il fruttosio è più dolce dello zucchero e, in teoria puoi usarne meno. Il metabolismo del fruttosio non è ben regolato come quello del glucosio, per cui questo zucchero contribuisce più facilmente alla formazione della massa grassa.

Infine, una buona idea è invece quella di utilizzare la stevia, che non è più dolce del comune saccarosio, non ha calorie, e può essere usata anche per le torte. La maggior parte delle ricette che seguono però, sono in realtà basate sul principio che, per preparare degli ottimi dolci non serve nessun tipo di zucchero o dolcificante.

---

9 Zucchero di cocco: non si può avere la botte piena e la moglie ubriaca! www.gianlucatognon.com/it/zucchero-palma-cocco-non-si-puo-la-botte-piena-la-moglie-ubriaca/

10 Mi stai mentendo, dolcezza? Il miele non é poi così sano come pensi. www.gianlucatognon.com/it/mi-stai-mentendo-dolcezza/

11 Sciroppo d'agave: quando l'abito non fa il monaco. www.gianlucatognon.com/it/sciroppo-agave-labito-non-monaco/

Ricette di dolci senza zucchero

CREMA DI AVOCADO E PERE

Ingredienti per quattro persone: 200 g di polpa di avocado, 300 g di polpa di pera, 2 cucchiai di succo di limone, 2 arance, 2 cucchiai di cioccolato fondente grattugiato.

Taglia a tocchetti la polpa di pera e di avocado (entrambi appena tolti dal frigo) e frullali insieme al succo di limone e di arancia appena spremuti fino a ottenere una crema omogenea. Distribuisci il mix in una ciotola per poi decorare con il cioccolato grattugiato. Servi subito in tavola.

BISCOTTI ALLA BANANA SENZA ZUCCHERO

Ingredienti: 2-3 banane mature, 2 bicchieri di fiocchi di avena, 1 bicchiere di datteri tritati, 1/3 bicchiere di olio di oliva extravergine, 1 cucchiaino di aroma di vaniglia.

Accendi il forno e fallo scaldare fino a 200°. Nel frattempo, schiaccia le banane e mescolale con gli altri ingredienti in una terrina. Lascia riposare un quarto d'ora e poi distribuisci il tutto su una teglia foderata con carta forno aiutandoti con un cucchiaio: ogni cucchiaiata un biscotto. Cuoci in forno per 20 minuti o fino a quando i biscotti non diventano dorati.

BISCOTTI SENZA FARINA

Ingredienti: 50 g di fiocchi di avena, 50 g di riso soffiato, 1 banana matura, 2 cucchiai di uva passa, 1 cucchiaio di gocce di cioccolato, 2 cucchiai di mandorle spezzettate, 2 cucchiai di nocciole tritate.

Schiaccia la banana con una forchetta fino a renderla cremosa. Aggiungi gli altri ingredienti e amalgama bene. Fodera una teglia con carta forno e distribuisci su di essa dei mucchietti del composto preparato, cercando di dare loro la forma di biscotti o pepite. Cuoci in forno a 180° per 20 minuti.

PASTA FROLLA SENZA ZUCCHERO

Ingredienti per un singolo strato: 300 grammi di farina semi-integrale, 130 gr di burro, scorza grattugiata di limone, 3 cucchiai di succo di mela concentrato, 2 uova.

Lavora la farina con il burro precedentemente ammorbidito. Aggiungi gli altri ingredienti e continua a impastare fino ad amalgamarli completamente e formare un panetto. Avvolgi quest'ultimo nella pellicola trasparente e fallo riposare in frigorifero per almeno mezz'ora prima di utilizzarlo come base per i tuoi dolci.

TORTA DI MELE SENZA ZUCCHERO

Ingredienti: 3 cucchiai di amido di mais, 1 cucchiaio di cannella tritata (facoltativo), 350 ml di succo di mela senza zucchero, 6 mele grattugiate, 2 strati di pasta frolla senza zucchero (vedi ricetta precedente).

Fai preriscaldare il forno a 200°. Nel frattempo, mescola l'amido di mais con la cannella e un quarto del succo di mela. In un pentolino su fuoco medio, mescola le mele grattugiate con la parte rimanente del succo di mela, fino ad ottenere una crema morbida. Unisci agli altri ingredienti e, eventualmente, aggiungi altro amido di mais per aumentare la consistenza dell'impasto. Riponi la pasta frolla in una teglia, aggiungi il composto a base di mele e copri con un secondo strato di pasta frolla. Fai cuocere in forno per 45 minuti circa.

PEPITE AL BURRO DI NOCCIOLINE

Ingredienti: mezzo bicchiere di burro di noccioline non salato, 3 cucchiai di latte in polvere, 3 cucchiai di fiocchi di noce di cocco (o noce di cocco grattugiata), 5 cucchiai di fiocchi di avena, 2-3 cucchiai di succo di mela senza zucchero.

Mescola e lavora a mano tutti gli ingredienti fino a ottenere un impasto compatto. Forma una serie di palline delle dimensioni che desideri e riponile qualche ora in frigorifero prima di consumarle. Conserva in frigorifero.

PEPITE ALL'AVENA

Ingredienti: 3 cucchiai di fiocchi di avena, 3 cucchiai di cacao amaro in polvere, 2 cucchiai di concentrato di dattero (o datteri secchi sbriciolati), 3 cucchiai di crema di arachidi, 4 cucchiai di cocco grattugiato (o fiocchi di noce di cocco).

Mescola con cura tutti gli ingredienti, tranne il cocco. Forma delle palline e rotolale nel cocco. Conserva in frigorifero.

TORTA SENZA ZUCCHERO

Ingredienti: 2 bicchieri di uva passa, 3 bicchieri d'acqua, 2 uova, 3 cucchiai di dolcificante (ad esempio la stevia), 1 bustina di lievito per dolci, 1 cucchiaio di estratto di vaniglia, mezzo cucchiaino di sale, mezzo cucchiaino di noce moscata, 2 bicchieri di farina bianca semi-integrale, 1 bicchiere di noci tritate, ¾ di bicchiere olio di oliva extravergine, 1 bicchiere di succo di mela senza zucchero.

Accendi e fai riscaldare il forno a 200°. In un padellino mescola l'uva passa con l'acqua e cuoci fino a quando le uvette non avranno assorbito tutta l'acqua. Lascia raffreddare. Riponi gli altri ingredienti (tranne le noci) in una terrina e mescola fino a ottenere un impasto omogeneo. Aggiungi le noci e l'uva passa e riponi in una teglia foderata di carta forno. Cuoci in forno per un'ora circa.

GELATO AL COCCO

Ingredienti: 2 tazze di latte di cocco senza zuccheri aggiunti, ¼ tazza di olio di cocco, 2 cucchiai di estratto di frutto della passione (o altro frutto esotico), 1 cucchiaio di succo di lime, 1 cucchiaio di fiocchi o estratto di cocco.

Mescola tutti gli ingredienti e frulla. Raffredda in frigorifero per almeno un'ora. Riponi il tutto nella gelatiera e segui le istruzioni riportate nel manuale dell'elettrodomestico. Conserva in freezer per poi estrarlo 5-10 minuti prima di consumarlo.

SORBETTO ALLA PESCA

Ingredienti: 3 pesche mature, ghiaccio a cubetti.

Sbuccia le pesche, tagliale a tocchetti e riponile in un contenitore adatto al congelatore. Lasciale in freezer per almeno una notte. A questo punto, mettile nel frullatore con poco ghiaccio e a frulla fino ad ottenere una crema morbida. Fai attenzione che il tuo frullatore sia abbastanza resistente da frullare il ghiaccio. Mescola bene e servi.

Utilizzare erbe e spezie per insaporire i tuoi piatti

Le erbe sono un ingrediente tipico della cucina mediterranea. Fra le più conosciute, vorrei ricordare la salvia, il rosmarino, l'origano e il timo, tutte piante tipiche del bacino del Mediterraneo. Nella cucina italiana si fa ampio uso anche di basilico, prezzemolo, rosmarino, timo, origano e salvia, oltre ad altre specie usate occasionalmente come il peperoncino piccante. Il basilico, ad esempio, è utilizzato per la preparazione del famosissimo pesto. Altre cucine, come quella marocchina, privilegiano invece l'uso delle spezie, come zafferano, cannella, ginger, curcuma, pepe e paprika. Fra le più usate, troviamo la paprika, molto comune nei paesi dell'Africa settentrionale e poi introdotta in Spagna dai Mori. Il pepe è invece molto comune anche in Italia e in Spagna. Gli arabi introdussero invece l'uso dello zafferano in Spagna. Nella cucina greca infine, si utilizzano molto anche i semi di finocchio e di sesamo.

Questi aromi contengono un vasto numero di sostanze fitochimiche utili alla salute, come il carotenoide capsantina che si trova nella paprika. Altri antiossidanti vengono invece rilasciati quando le erbe vengono tagliate o tritate. L'uso di erbe e spezie permette di dare più sapore agli alimenti, riducendo l'uso di sale da cucina e glutammato.

Vi sono erbe che reggono bene la cottura conservando un sapore forte, come ad esempio l'origano, il rosmarino, la maggiorana, la salvia, il timo, il dragoncello, il finocchio selvatico e l'erba cipollina. A questa categoria appartiene anche l'alloro, indispensabile nella composizione del mazzetto aromatico per la preparazione del brodo. Considerato il suo profumo intenso, l'alloro viene di solito rimosso a fine cottura. Altre erbe più delicate si sciupano più facilmente durante la cottura. Queste includono il basilico, il prezzemolo, la pimpinella, l'acetosella, il cerfoglio e la menta, le quali andrebbero quindi aggiunte a fine cottura. Alcune varietà sono state favorite dalla nostra cultura gastronomica, dando origine ad accostamenti che sono diventati dei classici, come l'arrosto con il rosmarino, le sarde e il finocchietto e il basilico con il pomodoro.

L'alloro e l'aneto si abbinano perfettamente a molti piatti di pesce. Il cerfoglio si usa per insaporire carne bianca, uova e insalate. Il coriandolo completa stufati, pesce, sughi. Il prezzemolo dà aroma a tutto: minestre, sughi, verdure, carne, pesce ed è indispensabile per la preparazione della salsa verde. Il rosmarino si sposa perfettamente anche con le patate al forno e il pesce. La salvia è ideale con pollo e coniglio, oltre che con riso, gnocchi e ravioli. Anche i legumi si accostano bene alla salvia, come scoprirai se assaggerai i fagioli all'uccelletto durante una gita in Toscana. La menta si utilizza nelle salse, con l'agnello, nelle insalate, nei dessert e per le tisane. Il basilico, indispensabile per il pesto alla genovese, arricchisce di sapore sughi, insalate, salse, pizza, olio e aceto. L'origano insaporisce il pomodoro crudo, le grigliate di carne e pesce, il pane e acquista potere aromatizzante una volta essiccato.

La maggiorana, particolarmente usata nella cucina ligure, è gradevole nelle zuppe, nei ripieni e sugli arrosti. Il timo aromatizza tutti i piatti a cottura lenta, sughi, verdure e arrosti; è inoltre impiegato per profumare formaggi e preparare liquori. Tutto chiaro? E allora perché non inizi ad arricchire la tua cucina con qualche erba aromatica che non conoscevi o che non avevi mai usato prima? Ti stupirai delle tue rinnovate doti culinarie!

Conoscere gli oli vegetali per utilizzarli correttamente

Facendo acquisti ci si imbatte spesso in una serie sbalorditiva di oli che affollano gli scaffali dei supermercati. Purtroppo, su Internet e sui giornali si leggono molti miti e c'è parecchia disinformazione circa il corretto uso degli oli alimentari. È lecito quindi chiedersi quali siano gli oli migliori da comprare e come usarli correttamente. Questa guida ti aiuterà a conoscere l'origine, l'utilizzo e i vantaggi dei diversi tipi di oli.

Oli come quelli di colza, di mais, di semi di cotone, di oliva, di cartamo, di soia e di girasole provengono dai semi dalle rispettive piante. Inoltre, alcuni alimenti sono naturalmente ricchi di oli, come nel caso delle noci, delle olive, degli avocado, e di alcuni pesci (ad esempio, il fegato di merluzzo).

Due esempi di oli relativamente nuovi sul mercato sono l'olio di avocado e l'olio di cocco. L'olio di avocado è ricco di grassi monoinsaturi, gli stessi dell'olio di oliva, e ha un elevato punto di fumo, il che lo rende potenzialmente adatto per la cottura. Anche se l'olio di cocco può essere utilizzato per la cottura, l'elevato contenuto di grassi saturi suggerisce moderazione. Una recente analisi della lettura suggerisce che l'olio di cocco possa aumentare i livelli di colesterolo "cattivo", anche se questo non sembra essere vero per l'olio di cocco vergine.

Alcuni oli andrebbero usati a crudo come condimento per le insalate, come intingolo o, al massimo, per soffriggere.

- L'olio extravergine di oliva unisce il gusto con le proprietà salutari dei grassi monoinsaturi. Ha un punto di fumo basso-moderato e il suo sapore si perde con la cottura. Pertanto, è meglio utilizzarlo per piatti crudi o riscaldati leggermente, incluso il soffritto, se non prolungato a lungo.

- Gli oli di semi di soia, girasole, mais possono essere solo utilizzati per condire, ma non hanno le stesse proprietà salutistiche dell'olio di oliva.

- Gli oli di noce, semi di lino, e sesamo sono utilizzati a crudo e principalmente come aromatizzanti e hanno alcune proprietà salutari.

Altri oli sono indicati anche per cucinare, ad esempio:

- L'olio di semi di colza ha un sapore neutro. Il suo elevato punto di fumo rende quest'olio una scelta adatta alla cottura e alla frittura. La maggior parte degli oli di colza sono altamente raffinati il che significa che non hanno molti antiossidanti come l'olio di oliva.

- L'olio di arachidi ha un elevato punto di fumo. Questo lo rende resistente alla cottura a fuoco alto.

- Anche l'olio di vinaccioli può essere utilizzato anche per la cottura a temperature elevate

Molti oli vengono raffinati prima della commercializzazione, il che aumenta il loro punto di fumo, ossia la temperatura alla quale iniziano a produrre fumo quando riscaldati. Anche se la loro resistenza alle alte temperature può essere elevata, è meglio evitare questi oli poiché il processo di raffinazione è spesso basato su procedimenti chimici nocivi.

Valore alimentare dell'olio di oliva

A differenza delle altre specie oleaginose in cui il grasso più abbondante è l'acido linoleico (insaturo), nell'olio di oliva prevale l'acido oleico (monoinsaturo), considerato come l'acido grasso più efficace nella riduzione dei livelli di colesterolo nel sangue e delle malattie cardiovascolari. L'acido oleico è tra gli acidi grassi più digeribili, sia per le sue caratteristiche organolettiche sia perché stimola dei riflessi condizionati all'interno dell'apparato gastrointestinale che favoriscono la secrezione pancreatica. L'acido oleico passa facilmente attraverso la mucosa intestinale ed è rapidamente assorbito. È inoltre in grado di stimolare la secrezione biliare, indispensabile per l'assorbimento dei grassi nell'intestino.

Gli effetti migliori sulla salute appartengono soprattutto all'olio extravergine e vergine di oliva. La presenza di una percentuale maggiore di acido oleico rispetto ai grassi polinsaturi, rende l'olio di oliva maggiormente resistente al calore, e più adatto alle preparazioni che richiedono la cottura o frittura rispetto ad altri oli e alimenti (come il pesce) ricchi in acidi grassi polinsaturi. Il calore però, abbatte notevolmente le proprietà benefiche dell'olio, che, quando viene scaldato, perde vitamine e composti bioattivi. Tuttavia, un altro acido grasso potrebbe essere responsabile delle proprietà benefiche dell'olio di oliva: lo squalene. Questo grasso è più concentrato nell'olio di oliva rispetto ad altri oli (vedi Tabella) e sembra avere un ruolo nella prevenzione di malattie cardiovascolari, diabete e cancro.

Olio di:	Contenuto di squalene (mg/100 g)
Oliva	136-708
Mais	19-36
Arachide	13-49
Soia	7-17
Girasole	8-19
Colza	28

Per quanto riguarda invece la porzione non-saponificabile dell'olio di oliva, va ricordato che quest'ultimo è ricco di molte sostanze naturali: clorofilla, carotenoidi, tocoferoli, polifenoli, e altre. La presenza di composti bioattivi, tra cui la vitamina E, fa sì che l'olio di oliva sia un prodotto stabile, almeno sotto il profilo della conservazione per tempi molto più elevati rispetto alla sua vita di scaffale (in genere indicata in un anno solare), poiché questi composti lo proteggono dall'irrancidimento. La presenza dei polifenoli permette un'ulteriore inibizione dei processi ossidativi, responsabili dell'invecchiamento cellulare precoce. I polifenoli, inoltre, contribuiscono al miglioramento delle caratteristiche organolettiche dell'olio.

Congratulazioni!

Voglio ringraziarti e congratularmi con te per aver completato questo percorso di scoperta di come puoi migliorare la tua alimentazione e apportare dei cambiamenti permanenti al tuo stile di vita Spero che tu abbia trovato questo libro interessante e che, soprattutto, ti abbia fornito degli spunti appassionanti per cambiare il tuo approccio all'alimentazione, riuscire a perdere peso e a mantenerlo nel tempo.

È molto importante per me aver fatto nascere dentro di te la consapevolezza che le diete in sé non sono affatto efficaci per perdere peso, e che è molto meglio acquistare consapevolezza di quello che si mangia e del perché si mangia. Anche prendere coscienza di quanto zucchero contiene quello che ingeriamo tutti i giorni è fondamentale. Spero vivamente di averti dato tutte le informazioni necessarie per renderti indipendente nella gestione della tua alimentazione.

In questo libro dedicato molto tempo all'aspetto della fame. Mi auguro di averti dato tutti gli strumenti per farti riconoscere i veri attacchi di fame, quando il tuo corpo ti chiede di mangiare qualcosa perché ne ha bisogno, dagli attacchi di fame nervosa, quando mangi solo per noia, gola, o perché le persone attorno a te stanno mangiando. Ho cercato di darti suggerimenti su cosa fare per combattere questi attacchi di fame nervosa. Mi piacerebbe anche sapere quale è il più efficace o se ne hai sviluppati di nuovi.

Se le mie ricette ti piaceranno, sono sicuro che ti potrai divertire a cucinare e postare le foto dei tuoi manicaretti sui social media. Il segreto del fare qualcosa in modo eccellente è quello di divertirsi mentre lo si fa. La cucina è divertimento e socializzazione, puoi cucinare con tutta la tua famiglia e rafforzare il tuo legame con loro. Chissà che tu o un membro della tua famiglia non possa trasformare questa passione in un lavoro in futuro.

Ho pensato di scrivere questo libro pensando alle persone che hanno poco tempo per fare attività fisica continuativa o per andare in palestra. Spero comunque che tu riesca a ritagliare del tempo per muoverti di più. Cerca sempre sul web o sull'App Store le nuove App di fitness che puoi svolgere in casa (anche solo con due casse di acqua), e non esitare a contattarmi per avere aggiornamenti e suggerimenti. Basta poco per cambiare le proprie abitudini, e se sono riuscito a integrare anche una sola abitudine positiva in più nella tua routine quotidiana, allora avrò raggiunto il mio scopo.

Io sono sempre disponibile ad aiutarti, è il minimo che posso fare per ringraziarti di essere arrivato a questo punto del libro. Puoi contattarmi utilizzando il modulo di contatto sul mio sito web[12] oppure utilizzare la mia fan page su Facebook[13]. Normalmente

---

12 Contatti: https://www.gianlucatognon.com/it/contatti/

13 La mia pagina su Facebook:
https://www.facebook.com/gianluca.tognon.4/

non accetto richieste di amicizia inviate da persone che non conosco al mio profilo privato su Facebook. Puoi però inviarmi una richiesta di contatto su Linkedin, e sarò lieto di accettarla[14]. Il mio studio è sempre aperto per te. Ricorda che, se vivi non lontano da Lodi, puoi contattarmi per prenotare un consulto nutrizionale di persona[15].

Per finire, mi auguro che le mie parole ti abbiano dato una maggiore consapevolezza sul ruolo del cibo nella tua salute e nella tua perdita di peso. Sono felice di averti aiutato, e non dimenticare di condividere questa nuova conoscenza con la tua famiglia e i tuoi amici, perché mangiare meglio è possibile!

---

14 Il mio profilo Linkedin: https://www.linkedin.com/in/gianlucatognon/

15 Per prenotare, visita: www.gianlucatognon.com/it/nutrizionista-lodi/

Ringraziamenti

Innanzitutto vorrei ringraziare tutti coloro che da sempre mi sostengono e apprezzano i miei contenuti online e i miei libri: i miei familiari, i miei amici, i miei follower e, naturalmente, tutta la clientela del mio studio di San Martino in Strada (LO). Senza di voi non sarei riuscito ad andare avanti così tanti anni con questo lavoro che non mi stanca mai. Questo libro è pubblicato in assoluta autonomia, senza il contributo di un editore o di uno sponsor. Grazie al vostro sostegno posso continuare a fornirvi informazioni scientifiche, al meglio delle mie conoscenze e senza nessun conflitto di interessi. In un mondo come quello in cui viviamo, credo che questo sia importante, grazie per il tuo contributo!

Un ringraziamento particolare a Marco Frediani e Simona Dubini per il loro validissimo contributo alla redazione e correzione dei testi di questo libro. Ringrazio anche tutti coloro i quali vorranno inviarmi correzioni e suggerimenti per le prossime edizioni di questo libro.

Bibliografia

Susan Albers. 50 modi per vincere la fame nervosa. Edizioni Macro.

Susan Albers. 50 more ways to soothe yourself without food (audiolibro). Edizioni Tantor Audio.

Robert C. Atkins. The new diet revolution. Edizioni Vermilion.

Michael Mosley. La dieta fast. Mangia quel che vuoi…. quasi sempre! Edizioni Corbaccio.

Barry Sears. La zona. La nuova alimentazione. Edizioni PickWick.

Gianluca Tognon. Non è vero ma vuoi crederci. Disponibile sul sito: www.gianlucatognon.com/it/libri.

Gianluca Tognon. Ha ancora senso parlare di dieta Mediterranea? Idee di un nutrizionista italiano trapiantato in Scandinavia. Edizioni Montecovello.